为健康"骨"劲

骨科120丛书

总顾问 刘昌胜 张英泽 戴尅戎

总主编 苏佳灿

踝关节镜
120问

主编 ◎ 李德 何继业 陈雨舟

上海大学出版社

图书在版编目(CIP)数据

踝关节镜 120 问 / 李德,何继业,陈雨舟主编.
上海:上海大学出版社,2024. 7. --(为健康"骨"
劲 / 苏佳灿总主编). -- ISBN 978 - 7 - 5671 - 5038 - 6

Ⅰ. R684 - 44

中国国家版本馆 CIP 数据核字第 2024L872H5 号

责任编辑　陈　露
助理编辑　张淑娜
封面设计　缪炎栩
技术编辑　金　鑫　钱宇坤

为健康"骨"劲

踝关节镜 120 问

李　德　何继业　陈雨舟　主编

上海大学出版社出版发行

(上海市上大路 99 号　邮政编码 200444)

(https://www.shupress.cn　发行热线 021 - 66135112)

出版人　戴骏豪

*

南京展望文化发展有限公司排版

上海颛辉印刷厂有限公司印刷　　各地新华书店经销

开本 890mm×1240mm　1/32　印张 4.5　字数 90 千

2024 年 8 月第 1 版　2024 年 8 月第 1 次印刷

ISBN 978 - 7 - 5671 - 5038 - 6/R·77　定价 58.00 元

本书编委会

主　编　李　德　何继业　陈雨舟

副主编　沈　雷　张　翔

编　委　(按姓氏笔画排序)

王　晖（上海交通大学医学院附属新华医院）

李　德（上海交通大学医学院附属新华医院）

李祖浩（上海交通大学医学院附属新华医院）

肖　飞（上海交通大学医学院附属新华医院）

何继业（上海交通大学医学院附属新华医院）

沈　雷（上海交通大学医学院附属新华医院）

张　翔（上海交通大学医学院附属新华医院）

张元维（上海交通大学医学院附属新华医院）

陈雨舟（上海交通大学医学院附属新华医院）

序 言

　　"岁寒,然后知松柏之后凋也。"意为一个人的节操与品行,只有在困境中才能显现。而我等从医者,正是立志守护人身之"松柏"——强健的骨骼。

　　骨为身之干,支撑起生命的屹立不倒。然世间疾病千奇百怪,骨疾尤为凶险。有如暗夜突袭的骨折创伤,似无声蚕食的骨质疏松,或如幽灵般游走的骨肿瘤……无不考验着骨科医者的智慧与经验。

　　本丛书以"强骨"为宗旨,撷取骨科领域精华,解答患者关切。自创伤骨科到关节外科,从脊柱到四肢,举凡骨科疑难疑点,图文并茂,一一道来。寓医理于浅言,蕴经验于问答。言简意赅却包罗万象,通俗晓畅而雅俗共赏。

　　本丛书共21个分册,涵盖骨科所有常见疾病,是目前国内最系统、最全面的骨科疾病科普系列丛书。从骨折、骨不连等常见创伤,到骨性关节炎、骨质疏松等慢性病,从关节镜微创技术到修复重建难题,从骨科护理常识到康复指导,可谓全方位、多角度、立体化地解答骨科常见疾病诊疗问题。120问的内容设计,聚焦读者最迫切的疑惑,直击骨科就诊最本质的需求,力求读者短时间内获取最实用的知识。这是一系列服务骨科医患共同的工具书，更是一座沟通医患的桥梁。

"岁月不居，时节如流。"随着人口老龄化加剧，骨科疾病频发。提高全民骨健康意识，普及骨科养生保健知识，已刻不容缓。我们坚信，树立正确观念，传播科学知识，能唤起公众对骨骼健康的关注，进而主动规避骨病风险。这正是本丛书的价值所在，亦是编写初衷。

让我们携手共筑健康之骨，守望生命之本，用"仁心仁术"抒写"岁寒不凋"的医者丰碑，用执着坚守诠释"松柏常青"的"仁爱仁医"。

"博观而约取，厚积而薄发"，愿本丛书成为广大读者的良师益友，为患者带去希望，为医者增添助力。让我们共同守护人体这座最宏伟的"建筑"，让健康的骨骼撑起每一个生命的风帆，乘风破浪，奋勇前行！

总主编　苏佳灿

2024 年 7 月

前　言

　　踝关节镜技术作为现代骨科医学的璀璨明珠,在踝关节疾病的诊断与治疗中发挥着日益重要的作用。它以精准、微创的特性,为患者带来了福音,同时也标志着骨科诊疗技术的一大飞跃。《踝关节镜120问》应运而生,旨在为广大读者深入探索踝关节镜技术的奥秘,帮助读者更好地了解这一先进技术。

　　踝关节镜,这一先进的医疗器械,凭借其微小的镜头和精细的操作器械,能够直观、精准地探查踝关节内部的病变情况。无论是关节软骨的损伤、韧带的撕裂,还是关节内的游离体,踝关节镜都能提供清晰的视野,为医生制定治疗方案提供有力依据。同时,通过踝关节镜进行的微创手术,能够最大程度地减少患者的痛苦,加速康复进程。

　　作为读者,您可能是骨科医生,希望进一步拓宽视野,提升踝关节镜技术的操作水平;您也可能是患者或家属,对踝关节镜手术充满好奇与期待,希望了解更多相关信息。无论您的身份如何,本书都将为您呈现一个全面、深入的踝关节镜世界。

　　本书采用问答的形式,精选了120个与踝关节镜手术相关的问题,从基础知识到临床应用,从手术技巧到康复指导,涵盖了踝关节镜技术的方方面面。我们将详细解读踝关节镜的工作原理、手术适应证与禁忌证、手术步骤与注意事项等内容，帮助读者全面了解这一技术。

此外，本书还关注患者的实际需求，解答了一系列关于踝关节镜手术的常见问题，如手术风险、术后康复、并发症预防等。我们希望通过这些解答，帮助患者消除疑虑，增强信心，使患者能积极配合医生的治疗。

在探索踝关节镜技术的道路上，我们始终坚信，技术的进步将不断推动医学事业的发展，为更多患者带来福音。我们要感谢所有为本书编写付出心血的医学专家们，以及那些在临床实践中不断探索、创新的骨科医生们。

最后，我们要衷心感谢读者的信任和支持。愿这本书能够成为您了解、学习踝关节疾病的重要参考，为您的医学探索增添一抹亮色，为您的足踝健康保驾护航。

编　者

2024 年 7 月

目 录

第四篇 不适合做踝关节镜手术的疾病

第五篇 踝关节镜术前的个人准备

第九篇 踝关节镜康复及随访

第一篇
踝关节镜手术基础知识

1 什么是踝关节镜?

踝关节镜是一种医疗器械工具,既可以用于检查、诊断,也可以用于治疗踝关节相关的疾病。踝关节镜由一个细长的镜筒(内视镜)和一台专业的显微摄像设备组成。踝关节镜的切口较小,仅仅 2～3 mm,这台设备通过一两个或多个小切口插入关节内部,通过显微摄像设备将关节内部的图像传输到显示屏上,使医生能够清晰地看到关节内部的结构和病变,并进行必要的治疗操作。

踝关节镜技术是一种用于诊断和治疗踝关节疾病的微创手术技术。在传统的踝关节手术中,医生通常需要通过较大的切口来探查和治疗关节内部的问题。然而,随着医学技术的进步,踝关节镜成为了一种更先进、更微创的选择。

由于踝关节镜手术是微创的,因此它通常具有较快的恢复时间和较小的并发症风险。患者通常在术后 1～2 天就可以出院,并在几周内恢复正常的日常活动。

踝关节镜可用于治疗多种踝关节疾病和损伤,如踝关节炎、

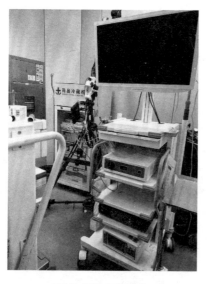

踝关节镜成像系统

踝关节韧带损伤、踝关节软骨损伤等。通过踝关节镜，医生可以准确地诊断疾病，并进行精确的手术治疗，以最小创伤修复关节问题。

需要注意的是，踝关节镜手术虽然具有许多优势，但并不适用于所有踝关节疾病。医生会根据患者的具体情况和疾病类型来决定是否采用踝关节镜手术。

总之，踝关节镜技术是一种先进的微创手术技术，可用于诊断和治疗多种踝关节疾病。它提供了一种更微创、更精确的治疗选择，帮助患者更快地康复并重返正常生活。

② 国内踝关节镜技术现状如何？

国内踝关节镜技术在近年来有了很大的发展和进步。踝关节镜技术是一种微创手术技术，通过踝关节镜可以直接观察和处理踝部的病变，减少了开放手术的创伤和恢复时间。

目前国内各大医院都已经陆续引入了踝关节镜技术，并积极推广和应用。在一些知名大医院，有专门的骨科或关节外科团队进行踝关节镜手术。

踝关节镜技术的应用范围包括踝关节骨折、踝关节滑膜炎、踝关节软骨损伤、踝关节韧带及其他软组织损伤等。通过踝关节镜技术,医生可以进行病变的修复、松解损伤软组织、切除增生滑膜、取出游离体等操作,减少术后并发症和提高治疗效果。

然而,虽然踝关节镜技术在国内已经得到广泛应用,但仍然存在一些挑战和限制,比如技术难度较高,需要专业的医生进行操作;手术费用较高;适应证和手术效果的评估标准仍在不断完善等。

3 国外踝关节镜技术现状如何?

在国外,踝关节镜技术也得到了广泛应用和发展。与国内相似,国外医疗机构和专业团队也积极采用踝关节镜技术进行踝部病变的诊断和治疗。

在一些发达国家,踝关节镜技术已经成为踝部疾病的常规治疗方式之一。一些著名医疗中心和大型医院设有专门的足踝外科,配备了先进的踝关节镜设备和专业的医生,能够提供高水平的诊疗服务。

踝关节镜技术的发展使得医生能够更准确地诊断和治疗踝部病变。通过踝关节镜操作,医生能够直接观察和处理病变的组织,进行软组织修复、关节腔清理、软骨成形等治疗,同时最大程度上减少对周围正常结构的损伤。

然而,国外的踝关节镜技术也存在一些挑战和限制。比如术前评估和术中导航的精准性仍需完善,手术难度较高,需要经验丰富的医生进行操作,手术时间较长,费用较高等。此外,对于某些疑难复杂的病例,可能需要辅以其他的手术或治疗方式。

 为什么很少听说踝关节镜手术?

踝关节镜技术是一种微创手术技术,用于诊断和治疗踝关节问题。相比于传统的开放手术,踝关节镜手术具有更小的创伤、更少的切口、更快的康复时间和更少的并发症风险。那么,为什么人们较少听说过这种手术呢? 主要有以下几个原因。

(1)患者接受度:大多数患者认为只要不伤骨头都没事,崴了脚,伤了筋,养养就会好的。因此,接受踝关节镜治疗的患者相对较少。只有在病情严重或保守治疗无效时,才会考虑踝关节镜手术。

(2)专业技术要求:踝关节镜手术需要经验丰富的专业医生进行操作,并且需要专门的设备和设施支持。这可能导致一些地区或医疗机构的手术资源有限,从而限制了手术的普及。

(3)疾病种类限制:踝关节镜手术主要用于处理特定的踝关节问题,如关节腔内骨折、关节软骨损伤、滑膜炎等。对于其他类型的踝关节问题,可能有更适合的治疗方法。尽管踝关节镜手术在一些特定的病例中具有很高的疗效,但并不是对所有踝关节问题都适用。

(4)科普宣传不够:足踝外科起步较晚,踝关节镜手术主要在一些大型的三级医院陆续开展,科普宣传明显不足。

5 做踝关节镜手术的患者多吗?

总体来说,做踝关节镜手术的患者还是比较多的。在关节镜手术中,踝关节镜手术量仅次于肩、膝关节镜手术量,排在第三位,近年来有明显增多趋势,这和微创理念的普及密切相关。

踝关节镜手术是一种用于诊断和治疗踝关节疾病的微创手术技术。随着医学技术的进步和人们对微创手术的认识不断提高,越来越多的患者选择踝关节镜手术来治疗踝关节疾病。

踝关节镜手术具有许多优势,如微创性、精确诊断和治疗、快速康复、降低并发症风险等。这些优势使得踝关节镜手术成为一种备受推崇的踝关节疾病治疗方法。随着人们对健康生活水平的要求不断提高、对踝关节疾病的认识不断提高,以及对微创手术的需求不断增加,接受踝关节镜手术的患者数量在逐年增加。

然而,需要注意的是,踝关节镜手术是一种专业性很强的手术,需要由经验丰富的专业医生进行操作。因此,患者在选择医生时应该选择具备专业资质和丰富经验的医生。此外,患者还需要在术后积极进行康复训练,以促进伤口愈合和身体恢复。

6 踝关节镜手术技术成熟吗？

踝关节镜手术技术在过去几十年中得到了快速的发展，日臻成熟。随着医学技术的进步和手术器械的改进，踝关节镜手术已经成为一种相对常见且可靠的微创手术技术。主要表现在以下三个方面：

（1）手术技术：踝关节镜手术所需的器械和技术已经非常成熟，并得到了不断改进。医生通过小切口和踝关节的显微镜视野，可以准确诊断和处理踝关节的病变。

（2）手术结果：多项研究表明，踝关节镜手术在治疗踝关节问题方面具有良好的疗效。手术后患者的疼痛程度减轻，关节功能得到改善，并且恢复时间相对较短。

（3）并发症风险：踝关节镜手术的并发症风险相对较低，已经得到较好的控制。严重的并发症如感染和神经损伤极为罕见，术后恢复通常也较为顺利。

7 踝关节镜手术的优势是什么？

踝关节镜手术是一种微创手术，用于诊断和治疗多种踝关节疾病。它具有许多优势，包括：

（1）微创性：踝关节镜手术通过小切口插入关节镜和其他手

术器械,避免了传统手术的大切口,减少了手术创伤和术后疼痛。

(2)精确诊断:踝关节镜可以直接观察关节内部的结构和病变,提供更准确的诊断信息。这有助于医生制定更精确的治疗方案。

(3)精确治疗:踝关节镜手术可以在关节镜下进行精确的手术治疗,如清理病变组织、修复韧带和软骨等。这有助于减少术后并发症和加速康复。

(4)快速康复:由于踝关节镜手术的微创性和精确治疗,患者通常可以在术后较短的时间内恢复正常的日常活动。这有助于减少术后疼痛和不适,提高患者的生活质量。

(5)降低并发症风险:踝关节镜手术具有较低的并发症风险,如感染、血栓等。这有助于减少患者的术后风险和恢复时间。

(6)适用于多种踝关节疾病:踝关节镜手术可用于治疗多种踝关节疾病,如踝关节炎、踝关节韧带损伤、踝关节软骨损伤等。这为患者提供了更广泛的治疗选择。

总之,踝关节镜手术具有许多优势,包括微创性、精确诊断和治疗、快速康复、降低并发症风险和适用于多种踝关节疾病。这些优势使得踝关节镜手术成为一种备受推崇的踝关节疾病治疗方法。

 踝关节镜手术需要哪些特殊的仪器设备?

踝关节镜手术需要使用专业的仪器设备,包括关节镜系统

（镜头、光源、视频转换器等）、冷光源和较小尺寸的手术器械等。

9 踝关节镜器械和肩、膝关节镜器械有什么不同？

踝关节镜和肩、膝关节镜都是用于诊治关节疾病的内窥镜，但它们在设计和应用上有所不同，具体如下：

（1）踝关节镜的直径通常较小，一般为 $2.0\sim2.7\,mm$，而肩、膝关节镜的直径一般为 $5.5\,mm$。因此，踝关节镜的管径更细，对于手术操作的要求更高，需要在保证手术效果的同时，尽可能减少对关节的损伤。

（2）踝关节镜的手术操作通常不需要使用关节镜泵来管理进出水，而是依赖 $3\,L$ 盐水袋中水的重力来保持关节内的压力平衡。

（3）踝关节镜使用的小关节镜器械也与肩、膝关节镜使用的有所不同。踝关节镜器械通常包括探针、蓝钳、夹持器、刮匙、微骨折钳、电动刨削器和磨刀等，而肩、膝关节镜则通常使用切割刀、刨削器、髓核钳、蓝钳等。这些不同的器械是为了满足不同关节疾病的手术需要。

总之，踝关节镜和肩、膝关节镜在设计和应用上存在差异，需要根据具体的关节疾病选择相应的器械进行手术治疗。

10 踝关节镜手术的效果如何评估?

踝关节镜手术是一种用于治疗踝关节疾病的手术方法,其效果评估通常包括以下几个方面:

(1)疼痛缓解:评估患者术后关节疼痛的缓解情况,可根据疼痛程度分为显著缓解、部分缓解和未缓解。

(2)功能恢复:评估患者术后关节功能的恢复情况,包括活动范围、力量和稳定性等指标,可以采用相应的功能评估量表,如视觉模拟评分(VAS)、膝关节损伤及骨关节炎治疗效果评分(KOOS)、国际膝关节文献委员会(IKDC)主观膝部评估表等。

(3)影像学改变:评估术后关节内部结构的改善情况,包括关节软骨损伤、滑膜炎和骨刺等,可以通过关节 X 线、MRI 或 CT 等影像学检查进行评估。

(4)患者满意度:采用满意度问卷,让患者对手术结果进行满意程度评估。

11 踝关节镜手术需要住院吗?

踝关节镜手术是一种微创手术,一般情况下不需要住院。这种手术一般在麻醉状态下进行,通过小切口插入踝关节镜器械,对踝关节进行检查和修复。手术后患者通常可以当天出院,但具体是否需要住院还是由医生根据患者的具体情况来决定。有时候手术后可能需要一些康复训练和物理治疗，以便尽快恢复踝关节功能。

12 踝关节镜手术可以采用局部麻醉吗？

踝关节镜手术可以采用局部麻醉。踝关节镜手术属于微创手术，通常可以在局部麻醉状态下进行，以减少患者的不适感和全身麻醉的风险。

在局部麻醉状态下，医生会将局部麻醉药注射到手术部位，使该区域失去感觉。患者在手术过程中可以保持清醒，但不会感到疼痛或不适。此外，局部麻醉还可以减少手术后的恢复时间和术后并发症的风险。

尽管局部麻醉可以作为踝关节镜手术的一种选择，但适用范围会根据具体情况而定。医生会根据患者的病情、手术部位和个人特点来决定是否采用局部麻醉。对于某些特殊情况或复杂手术，可能需要全身麻醉进行操作。

目前，国内大多数医院的踝关节镜手术仍然是以腰麻和全身麻醉为主。

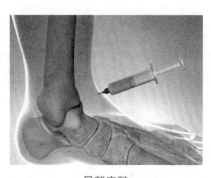

局部麻醉

13 踝关节镜手术对日常生活有哪些影响?

踝关节镜手术对日常生活会有一些影响,但具体影响的程度会因手术目的和个体差异而有所不同。主要有以下影响:

(1)康复期:踝关节镜手术是一种微创手术,相对于传统的开放手术而言,恢复时间较短。然而,手术后仍需要一定的康复期。在此期间,患者可能需要遵循医生或物理治疗师的康复计划,包括休息和逐渐增加运动的强度。

(2)行走能力:手术后,患者可能需要在一段时间内依赖助行器(如拐杖)进行行走支持。根据手术情况及医生的建议,使用助行器的时间会有所不同。

(3)运动限制:术后一段时间内,患者可能需要避免一些高强度和高冲击的活动,如跑步、跳跃和剧烈运动,以减少对康复的影响。

(4)康复锻炼:康复期间,患者可能需要进行一些物理治疗或康复锻炼,以帮助增强肌肉力量、恢复关节活动度和提高平衡能力。这些锻炼可能需要患者花费一些时间和精力。

(5)日常活动调整:在康复期间,患者可能需要对某些日常活动进行调整,比如避免长时间站立、行走较长距离、攀爬楼梯等。医生或物理治疗师会就这些活动提供建议。

14 踝关节镜手术需要定期随访吗?

踝关节镜手术后通常需要定期随访。随访的目的是评估手术效果、监测康复进展和处理可能出现的并发症。

在手术后的随访期间,患者可能会被要求定期回访医生。随访的频率和持续时间会根据手术类型、手术目的和个体差异而有所不同。

在随访期间,医生会评估患者的康复进展,观察手术部位的恢复情况,并根据需要调整康复计划。他们还会回答患者可能遇到的问题,提供康复建议和指导。定期随访可以确保康复过程正常进行,及时发现并处理任何潜在的问题。

在随访期间,如果患者遇到任何不寻常的症状或问题,应及时联系医生或康复团队,以便及时处理和解决。随访是整个康复过程中重要的一环,有助于最大程度地实现手术效果并提供个性化的康复指导。

15 踝关节镜手术后需要康复吗?

踝关节镜手术后是需要康复的。康复期是手术后恢复和重建踝关节功能的关键阶段。通过康复锻炼,可以促进伤口愈合、肌肉力量恢复、关节稳定性增强以及康复功能的提升。

康复计划通常是由医生、物理治疗师或康复师根据手术类型和个体情况制定的。以下是可能包含在康复计划中的一些常见措施：

（1）休息和保护：术后的初期，患者可能需要休息和限制活动，以促进伤口愈合。使用助行器（如拐杖）可以帮助减轻踝关节的负荷，保护手术部位。

（2）康复锻炼：物理治疗师或康复师会设计特定的锻炼方案，旨在恢复肌肉功能和关节活动度。这些锻炼可能包括活动范围的恢复、肌肉力量的增强、平衡和稳定性的提高。

（3）功能恢复：随着康复的进展，可逐渐进行日常活动和运动的恢复，如行走、跑步和体育活动。

康复时长会因手术类型、个体差异和康复进展而有所不同。严格执行康复计划，与医生和康复团队密切合作，是恢复踝关节功能和减少术后并发症的关键。康复是手术成功的重要组成部分，能够帮助患者恢复到最佳状态。

16 踝关节镜手术需要特殊耗材吗？

踝关节镜手术通常需要使用一些特殊的耗材。这些特殊耗材的选择和使用会根据手术类型、手术目的和个体差异而有所不同。

术中需要使用专门的踝关节镜设备，包括关节镜摄像头、光源、刨削器、射频电刀、打磨系统、微骨折器、骨软骨移植器等。除此之外，可能还包括锚钉、挤压钉、空心螺钉、特殊缝线、肌腱等植入物。

17 踝关节镜手术后多久可以恢复正常活动水平？

踝关节镜手术后恢复正常活动水平的时间会因个体差异和手术类型而有所不同。一般情况下，踝关节镜手术后需要经过一定的康复期才能恢复正常活动水平。

临床经验和研究结果表明，一般的踝关节镜手术后 2～6 周即可完全负重，3 个月可慢跑，4～6 个月可恢复正常运动。这意味着在手术后的康复期间，患者需要逐渐增加活动强度和范围，以恢复正常的日常活动水平。

在康复期间，医生通常会制定个体化的康复计划，包括逐步增加负重、进行平衡训练、强化肌肉力量、提高灵活性等。这些康复措施有助于加速康复过程并恢复正常活动水平。

需要注意的是，每个人的康复进程和速度都是不同的，因此具体的恢复时间会因个体差异而有所不同。在康复期间，遵循医生和康复团队的指导，积极参与康复训练和锻炼，以及保持良好的康复态度，对于恢复正常活动水平至关重要。

18 踝关节镜手术后有复发的风险吗?

踝关节镜手术后存在一定的复发风险,但复发率相对较低。根据统计,踝关节镜手术后 5%~10% 的患者会出现复发。

导致复发的原因包括：术后活动过早,踝关节承受过大负荷;肌肉和韧带功能未完全恢复;损伤未完全治愈并再次受伤等。

高风险患者包括：手术前存在明显关节不稳定的患者;有多处韧带撕裂的患者;有严重骨骼碎裂的患者;职业运动员等。这部分患者复发概率较高。

预防复发的关键在于术后按时进行功能锻炼,避免过早负重活动,同时注意保护关节,避免再次意外伤害。

一旦出现复发迹象,应尽快返院检查,必要时进行再次手术治疗。及时发现和治疗可避免症状进一步恶化。

综上所述,踝关节镜手术后确实存在一定复发风险,关键是术后恢复要规律,同时保护关节,防止再次受伤。出现异常应及时求医,以降低复发风险。

19 踝关节镜手术需要几个切口?

踝关节镜手术一般需要 2~3 个小切口。具体需要几个切口,取决于手术的类型和范围。

2个切口：一个前外侧切口，一个前内侧切口。适用于关节软骨病变的清理、游离体的取出、滑膜切除、踝关节探查、组织活检等。

3个切口：除了上述2个切口外，额外做一个后外侧切口或后内侧切口。这可以使手术视野更佳，适用于较复杂的韧带重建、骨骺骨折修复等手术。

个别复杂手术可能需要更多切口。与开放手术的大切口相比，关节镜手术的多个微创切口更利于保护软组织，减轻创伤，利于术后快速康复。同时，多个切口可以提供更大的手术活动空间。

20 踝关节镜手术切口都是小切口吗？

踝关节镜手术切口基本都是小切口。踝关节镜手术是一种微创治疗技术，它只需要在患者踝部做微小切口，即可完成关节腔内手术。这种手术适用于踝关节滑膜炎、关节软骨损伤、踝关节撞击征、滑膜软骨瘤病、急慢性踝关节韧带损伤、距下关节病变等，具有创伤小、术后并发症少、术后恢复快、病灶可放大显示因而更加清晰等优点，在临床上日益得到推广。

然而，有时根据疾病的特点，需要做一些辅助入路，可能是较大一些的切口，才能顺利完成手术。

21 踝关节镜手术的体位有哪些?

踝关节镜手术通常采用仰卧位进行。在手术过程中,患者的足跟通常放置于手术床的尾端,而手术体位的选择和摆放对手术的操作和患者的舒适度都有一定的影响。

在某些情况下,为了方便手术操作和增加患者的舒适度,可能会使用一些特殊的体位,如轻度屈曲膝关节以使踝关节背屈容易,操作更方便。此外,还可以使用牵引支具等辅助设备来支撑下肢,准备下肢长轴方向的牵引。

若是需要从后路操作,则常常取俯卧位或侧卧位,以方便医生操作和病变的显露处理。

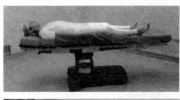
仰卧位

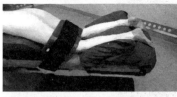
俯卧位

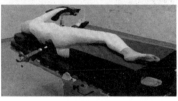
侧卧位

手术体位

第二篇
踝关节镜的应用解剖

22 足踝部有哪些骨性体表标志?

足踝部的骨性体表标志有很多,踝内外侧突出部分分别为内踝和外踝。足弓,由跗骨、跖骨及韧带、肌肉等组织构成,具有缓

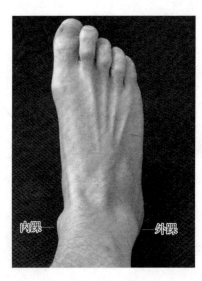

内踝 ——　　　—— 外踝

足部骨骼体表标志

冲振荡、加强稳定性的作用。在舟骨,位于距骨与3块楔骨之间,内侧有一向下方的圆形突出部,称舟骨粗隆。跟骨,位于脚后跟处,是足骨中最大者,后端向下突出,称为跟骨结节。距骨,位于跟骨上方,高出于其他的跗骨。骰骨,位于跟骨之前,足外侧缘。

这些骨性标志在足踝部的手术和损伤治疗中都有重要的意义。

23 足踝部有哪些腱性体表标志？

足踝部主要的腱性体表标志包括：

（1）跟腱：位于脚后跟上方，是跟骨与小腿之间最粗壮的肌腱，是支持人体行走、站立和维持平衡的重要结构。

（2）胫骨前肌腱：位于小腿前外侧皮下，起自胫骨外侧面，肌腱向下经踝关节前方，至足内侧缘，对人体的直立和行走起着重要作用。

（3）趾长屈肌腱：位于胫骨前肌和胫骨后肌之间，起自胫骨和腓骨的上端，向下经踝关节前方至足底，对足趾屈曲起着重要作用。

（4）胫骨后肌腱：位于小腿后侧深层，起自胫骨、腓骨的上端和后缘，向下经踝关节后方至足底内侧，与趾长屈肌、蹰长屈肌共同形成"胫骨-腓骨"系统，对足的内收、内翻起着重要作用。

（5）腓骨长短肌腱：腓骨长肌近端起自腓骨头和腓骨体外侧，其肌腱跨过足底的骰骨和跖骨表面。腓骨短肌在腓骨长肌的深面，起自腓骨外侧的远端 2/3，肌腱位于外踝后方，连接第五跖骨基底外侧。对足的外展、外翻起着重要的作用。

24 足踝部有哪些体表可见、可触及的血管？

足踝部有一些体表可见、可触及的血管,包括:

(1)足背动脉:位于足背中部,第一、二跖骨之间,可以触及其搏动。

(2)胫前动脉:位于胫骨前外侧,沿着小腿前外侧走行,可以触及其搏动。

(3)胫后动脉:位于胫骨后侧,沿着小腿后侧走行,可以触及其搏动。

(4)足底动脉:由胫后动脉的分支组成,沿着足底走行,可以触及其搏动。

这些血管在足踝部的血液循环中起着重要的作用,同时也是足踝部手术和损伤治疗中重要的标志和参考。

25 足踝部有哪些骨骼？

足踝部的主要骨骼有:胫骨、腓骨、距骨、跟骨、足舟骨、骰骨、第一至三楔骨、第一至五跖骨、第一至五近节趾骨、第二至四中间趾骨、第一至五远节趾骨,这些骨骼在足踝部的结构和功能中起着重要的作用。

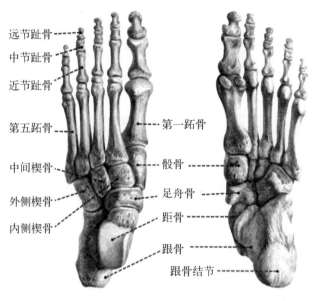

远节趾骨

中节趾骨

近节趾骨

第五跖骨 ————————— 第一跖骨

中间楔骨 ————————— 骰骨

外侧楔骨 ————————— 足舟骨

内侧楔骨 ————————— 距骨

跟骨

跟骨结节

足部骨骼

26 足踝部有哪些关节？

足踝部包括多个关节，其中主要的关节有：

（1）踝关节：由胫骨、腓骨和距骨组成的关节，是足部的最大关节，能够协助人体行走、跑步、跳跃等运动。

（2）距跟关节：由距骨和跟骨组成的关节，主要协助人体站立、走路、下蹲等动作。

（3）距舟关节、跟骰关节、跗跖关节、跖骨间关节：主要协助人体踝关节的屈伸运动。

（4）跖趾关节、趾间关节：主要协助人体脚趾的屈伸运动。

这些关节在足踝部的运动和功能中起着重要的作用，同时也容易发生各种损伤和疾病，需要多加保护。

27 足踝部有哪些韧带？

足踝部包括多个韧带，其中主要的韧带有：

（1）距腓前韧带：连接距骨和腓骨，主要防止距骨向前移动，是踝关节外侧的主要韧带之一。

（2）距腓后韧带：连接距骨和腓骨，主要防止距骨向后移动，是踝关节外侧的主要韧带之一。

（3）跟腓韧带：连接跟骨和腓骨，主要防止跟骨向外侧移动，是踝关节外侧的主要韧带之一。

（4）三角韧带：连接胫骨、腓骨和距骨，主要防止距骨向下移动，是踝关节内侧的主要韧带之一。

（5）胫舟韧带：连接胫骨和足舟骨，主要防止距骨向前移动，是踝关节内侧的主要韧带之一。

（6）胫跟韧带：连接胫骨和跟骨，主要防止跟骨向后移动，是踝关节内侧的主要韧带之一。

这些韧带在足踝部的结构和功能中起着重要的作用。如果发生韧带损伤或断裂，需要及时就医诊疗，以避免对足踝部造成永久性的损伤。

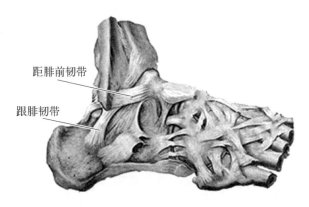

距腓前韧带

跟腓韧带

足部韧带外面观

28 足踝部有哪些肌肉?

足踝部有许多肌肉,其中一些主要的肌肉包括:

(1)小腿三头肌:位于小腿后侧,由腓肠肌和比目鱼肌组成,主要作用是在行走、跑步、跳跃等运动中维持身体平衡。

(2)胫骨前肌:位于小腿前侧,主要作用是使踝关节背屈和内翻。

(3)胫骨后肌:位于小腿后侧,主要作用是使踝关节跖屈和内翻。

(4)腓骨长肌和腓骨短肌:位于小腿外侧,主要作用是使踝关节外翻。

(5)距骨前肌和距骨后肌:位于踝关节前方,主要作用是使踝关节跖屈。

（6）足底肌：位于足底，包括踇展肌、踇短伸肌、踇长伸肌等，主要作用是使脚趾展开、伸直和屈曲。

这些肌肉在足踝部的运动和功能中起着重要的作用。

29 足踝部有哪些肌腱？

足踝部有许多肌腱，其中一些主要的肌腱包括：踝关节外侧的腓骨长肌腱、腓骨短肌腱；踝关节内侧的胫骨后肌腱、趾长屈肌腱、踇长屈肌腱；前方的胫骨前肌腱、趾长伸肌腱、踇长伸肌腱和第三腓骨肌腱；后方的跟腱。

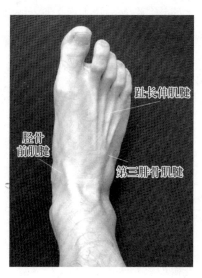

足部肌腱体表标志

30 足踝部有哪些动脉？

足踝部有许多动脉,其中一些主要的动脉包括:

(1)胫前动脉:起自腘动脉,穿骨间膜走行于小腿前方,在踝关节前方通过伸肌上、下支持带后成为足背动脉,此时发出内外侧支,供应踝关节。足背动脉在踇长伸肌腱和趾长伸肌腱间前行,供应足背部。有一分支动脉进入跗骨窦。至第一跖骨间隙分为足底深支和第一跖背动脉两终支。足底深支穿第一跖间隙至足底,与足底外侧动脉吻合成足底弓。

(2)胫后动脉:胫后动脉自腘肌的下缘分自腘动脉,进入比目鱼肌的深层,后沿着跟腱的内侧缘,与胫神经及静脉伴行。自内踝后方进入足底,分为足底内侧动脉和足底外侧动脉。足底内侧动脉位于展肌和趾短屈肌之间,与长屈肌腱平行,其浅支与第一跖底动脉相吻合,营养内侧 4 趾,其深支组成足底弓的一部分。足底外侧动脉向外斜穿趾短屈肌与足底方肌之间隙,向前行走于足底方肌与小趾展肌之间,在第五跖骨底附近向内侧行至第一跖骨间隙附近,与足背动脉的足底深支吻合成足底弓。由足底弓发出 4 支跖骨底动脉,每支再分为两支趾骨底动脉。

(3)腓动脉:常与胫后动脉共干,供应踝关节和后足。

31 足踝部有哪些静脉?

足踝部有许多静脉,包括深静脉和浅静脉两组。

深静脉主要有大隐静脉和小隐静脉,其中大隐静脉位于内踝前方,形成足背浅静脉系统,这些静脉位于浅筋膜的表层;小隐静脉位于外踝后外侧,也很表浅。

浅静脉位于皮下组织,包括大隐静脉、小隐静脉的细小分支静脉。

深、浅静脉间有许多交通支相连。

32 足踝部有哪些神经?

足踝部主要的神经包括:

(1)胫神经:胫神经与腘血管伴行,在小腿经比目鱼肌深面伴胫后动脉下降,绕过内踝后方,分为足底外侧神经和足底内侧神经。胫神经的肌支支配小腿肌后群和足底诸肌,皮支分布于小腿后面下部、足底、小趾外侧缘皮肤。

(2)腓总神经:腓总神经与胫前动、静脉伴行,在小腿外侧,绕过外踝,支配小腿前外侧伸肌、小腿前外侧和足背皮肤。

(3)隐神经:隐神经与大隐静脉伴行,绕过内踝尖,分布于小腿内侧面、后部和足背的皮肤。

（4）腓肠神经：腓肠神经分为内侧支和外侧支，分别分布于小腿后外侧的皮肤和足背外侧的皮肤。

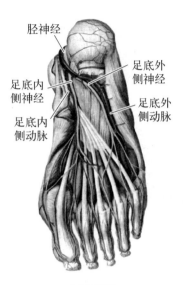

足底神经

33 什么是踝管?

踝管是小腿后区与足底间的一个重要通道，主要是由内踝后下方和跟骨内侧面之间的深筋膜增厚形成屈肌支持带，张于内踝与跟骨结节间形成的一种管状结构。踝管的主要功能是协助踝关节进行屈伸运动，同时保护踝管内部的重要结构，防止受伤。踝管内有胫后动静脉、胫后神经、趾长屈肌腱、胫骨后肌腱、跗长屈肌腱。

在运动或日常活动中,如果发生踝管综合征,可能会出现疼痛、麻木、无力等症状。

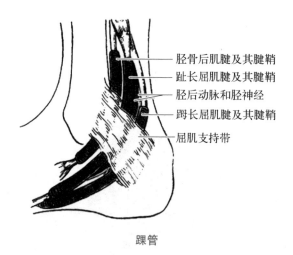

胫骨后肌腱及其腱鞘
趾长屈肌腱及其腱鞘
胫后动脉和胫神经
姆长屈肌腱及其腱鞘
屈肌支持带

踝管

34 什么是距下关节?

距下关节是由距骨下方前、中关节面和凹陷的后关节面与跟骨相对应的前、中关节面和凸出的后关节面构成。它具有特定的旋转轴,该旋转轴由跟骨的后外下方,向前内上方穿过距下关节走行。轴线和水平面呈 42°倾斜角;轴线和矢状面呈 16°偏斜角,该轴接近矢状线,因此活动主要为内外翻和内收外展。

35 什么是跗骨窦?

跗骨窦是一个解剖结构,位于跟距后关节与跟距前关节、跟距中关节之间,由后内向前外走行,略呈锥形的骨间空隙。其内侧为漏斗形的跗骨窦管,跗骨窦管的后方紧接载距突。其中的主要结构包括脂肪垫、小血管、关节囊、神经末梢、滑囊、跟距骨间韧带、颈韧带,以及伸肌下支持带的内侧、中间和外侧根。

36 什么是 Lisfranc 关节?

Lisfranc 关节,也称为跖跗关节,是由一系列跖骨和楔骨等组成的复杂关节结构。它们之间通过关节和韧带相互连接,形成了足部的内侧纵弓、外侧纵弓和中间横弓,对于维持足部的稳定性和正常功能至关重要。

Lisfranc 关节的损伤或疾病可能会导致疼痛、肿胀、活动受限等症状。在损伤或疾病情况下,如果得不到及时、有效的治疗,可能会影响足部的正常功能和稳定性,甚至可能需要进行手术治疗。

在日常生活中,由于各种原因,如外伤、运动损伤、职业原因等,都可能导致 Lisfranc 关节出现问题。例如,直接或间接的外力作用可能导致骨折或脱位等损伤。职业原因也可能会导致关节劳损或退行性改变等问题。此外,肥胖、糖尿病、骨质疏松症等也可能会增加患病的概率。

对于 Lisfranc 关节的预防和治疗,需要注意以下几点:① 要注意足部的保护,避免外伤或过度使用;② 要保持足部的正确姿势和步态,避免长期站立或行走时的异常受力;③ 加强足部肌肉的锻炼可以增强关节的稳定性,预防关节出现问题;④ 如果出现任何异常症状,及时就医是关键。

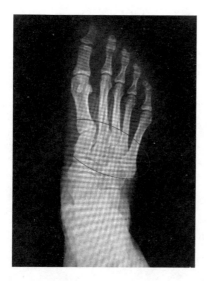

Lisfranc 关节

总之,Lisfranc 关节是足部的重要结构之一,对于维持足部的稳定性和正常功能具有重要作用。在日常生活中要注意预防和治疗,及时发现并处理问题,以保持足部的健康和正常功能。

37 什么是下胫腓联合?

下胫腓联合是胫骨和腓骨之间的一种联合结构,位于小腿部。它由胫骨下端、腓骨下端和周围的软组织组成。下胫腓联合在人体行走、跑步、跳跃等活动中发挥着重要的作用。

下胫腓联合的主要功能是传递胫骨和腓骨之间的力量,并保持小腿部的稳定。在人体行走或跑步时,下胫腓联合可以有效地分散胫骨和腓骨之间的压力,防止胫骨和腓骨之间的直接摩擦,从而减少骨折等损伤的风险。

下胫腓联合的稳定性对于人体运动功能至关重要。如果下胫腓联合不稳定,可能会导致胫骨和腓骨之间的异常运动,增加骨折的风险。此外,下胫腓联合的损伤也可能会影响周围软组织的正常功能,导致疼痛、肿胀等症状。

在医学上,下胫腓联合的损伤是一种常见的运动损伤。它通常发生在跑步、跳跃、足球等高强度运动中,导致疼痛、肿胀、活动受限等症状。为了预防下胫腓联合损伤,建议在运动前进行充分的热身运动,加强小腿部肌肉的锻炼,提高下胫腓联合的稳定性。

总之,下胫腓联合是人体小腿部重要的结构之一,它能够有效地传递力量、保持稳定性和减少骨折风险。在日常生活中,应注意保护下胫腓联合,避免过度运动或外伤导致损伤。如果出现下胫腓联合损伤的症状,应及时就医治疗。

38 什么是前足?

前足是人体足部的一个重要组成部分,位于脚掌的前半部分。它由多个骨骼、关节和软组织组成,具有支撑身体重量、吸收地面反作用力、提供行走和跑步时所需的力量等功能。

前足由 5 块跖骨和 14 块趾骨组成。这些骨骼之间通过关节和韧带相互连接，形成了前足的复杂结构。

前足的关节主要包括跖趾关节和跗跖关节。跖趾关节是连接跖骨和趾骨的关节，它的灵活性使得脚趾能够屈曲和伸展，从而在行走和跑步时能够适应不同的地面条件。跗跖关节是连接跗骨和跖骨的关节，它的稳定性对于前足的支撑和平衡至关重要。

前足的软组织主要包括肌肉、肌腱和韧带。这些软组织保证了前足的灵活性和稳定性，同时也具有一定的缓冲作用，可以吸收地面的反作用力。

前足在人体行走、跑步、跳跃等活动中发挥着重要的作用。它是人体平衡的关键之一，能够提供稳定的支撑和力量传输。如果前足出现问题，可能会导致疼痛、肿胀、活动受限等症状，影响人体的运动功能。

在医学上，前足的损伤是一种常见的足部问题。它通常发生在过度使用、长时间站立或行走、运动等情况下，导致前足疼痛、肿胀等症状。为了预防前足损伤，建议在日常生活中注意保持正确的姿势，避免长时间站立或行走，适当进行脚部按摩和锻炼等措施。

总之，前足是人体足部的重要组成部分之一，它具有支撑身体重量、吸收地面反作用力、提供行走和跑步时所需的力量等功能。在日常生活中，应注意保护前足，避免过度使用或外伤导致损伤。如果出现前足损伤的症状，应及时就医治疗。

39 什么是中足?

中足是人体足部的一个重要组成部分,位于脚掌的中部。它由多个骨骼、关节和软组织组成,具有支撑身体重量、吸收地面反作用力、传递力量等功能。

中足由 5 块跗骨组成,即 3 块楔骨、足舟骨和骰骨。这些骨之间通过关节和韧带相互连接,形成了中足的复杂结构。

中足的关节主要包括跖骨间关节和跗跖关节。跖骨间关节是连接各跖骨之间的关节,它的灵活性使得脚掌能够适应不同的地面条件。跗跖关节是连接跗骨和跖骨的关节,它的稳定性对于中足的支撑和平衡至关重要。

中足的软组织主要包括肌肉、肌腱和韧带。这些软组织提供了中足的灵活性和稳定性,同时也具有一定的缓冲作用,可以吸收地面的反作用力。

中足在人体行走、跑步、跳跃等活动中发挥着重要的作用。它是人体平衡的关键之一,能够提供稳定的支撑和力量传输。如果中足出现问题,可能会导致疼痛、肿胀、活动受限等症状,影响人体的运动功能。

在医学上,中足的损伤是一种常见的足部问题。它通常发生在过度使用、长时间站立或行走、运动等情况下,导致中足疼痛、肿胀等症状。为了预防中足损伤,建议在日常生活中注意保持正确的姿势,避免长时间站立或行走,适当锻炼等。

总之，中足是人体足部的重要组成部分之一，它具有支撑身体重量、吸收地面反作用力、传递力量等功能。在日常生活中，应注意保护中足，避免过度使用或外伤导致损伤。如果出现中足损伤的症状，应及时就医治疗。

40 什么是后足？

后足是人体足部的一个重要组成部分，位于脚掌的后半部分。它由多个骨骼、关节和软组织组成，具有支撑身体重量、吸收地面反作用力、提供行走和跑步时所需的力量等功能。

后足由跟骨和距骨组成。这些骨骼之间通过关节和韧带相互连接，形成了后足的复杂结构。

后足的关节主要包括踝关节和距下关节。踝关节是连接胫骨、腓骨和距骨的关节，它的灵活性使得脚踝能够屈曲和伸展，从而在行走和跑步时能够适应不同的地面条件。距下关节是连接跟骨和距骨的关节，它的稳定性对于后足的支撑和平衡至关重要。

后足的软组织主要包括肌肉、肌腱和韧带。这些软组织保证了后足的灵活性和稳定性，同时也具有一定的缓冲作用，可以吸收地面的反作用力。

后足在人体行走、跑步、跳跃等活动中发挥着重要的作用。它是人体平衡的关键之一，能够提供稳定的支撑和力量传输。如果后足出现问题,可能会导致疼痛、肿胀、活动受限等症状,影响人体的运动功能。

在医学上,后足的损伤是一种常见的足部问题。它通常发生在过度使用、长时间站立或行走、运动等情况下,导致后足疼痛、肿胀等症状。为了预防后足损伤,建议在日常生活中注意保持正确的姿势,避免长时间站立或行走,适当进行脚部按摩和锻炼等措施。

总之,后足是人体足部的重要组成部分之一,它具有支撑身体重量、吸收地面反作用力、提供行走和跑步时所需的力量等功能。在日常生活中,应注意保护后足,避免过度使用或外伤导致损伤。如果出现后足损伤的症状,应及时就医治疗。

 41 什么是足弓?

足弓是人体足部的一个重要结构,它是由跗骨、跖骨和足部的肌肉、韧带等软组织共同构成的。足弓的主要功能是提供足部的弹性和稳定性,同时还能吸收地面反作用力,减少行走和跑步时的冲击力。

足弓的构成主要包括三个部分:内侧弓、外侧弓和横弓。内侧弓是由跟骨、距骨、足舟骨和内侧楔骨等骨骼组成的,外侧弓是由跟骨、骰骨、第五跖骨和外侧楔骨等骨骼组成的,横弓是由第一至第五跖骨组成的。这些骨骼之间的连接和排列方式决定了足弓的形状和稳定性。

足弓的肌肉主要包括胫骨前肌、胫骨后肌、腓骨长肌和腓骨短肌等。这些肌肉通过收缩和舒张来控制足部的运动和稳定性。韧带也是足弓的重要组成部分，能够增加骨骼之间的连接力和稳定性。

足弓在人体行走、跑步、跳跃等活动中发挥着重要的作用。它能够提供足部的弹性和稳定性，使人在行走和跑步时更加轻松自如。同时，足弓还能吸收地面反作用力，减少对人体关节的冲击力，从而减少受伤的风险。

如果足弓出现问题，可能会导致疼痛、肿胀、活动受限等症状，影响人体的运动功能。例如，扁平足是一种常见的足部问题，由于足弓发育不良或受损，导致足部失去弹性和稳定性，从而影响人体的行走和跑步。此外，高跟鞋也会影响足弓的正常形态和稳定性，长期穿高跟鞋可能会导致足部疼痛和损伤。

总之，足弓是人体足部的重要组成部分之一，它能够提供足部的弹性和稳定性，吸收地面反作用力，减少受伤的风险。在日常生活中，应注意保护足弓，避免过度使用或外伤导致损伤。

42 什么是踝关节外侧韧带复合体？

踝关节外侧韧带复合体是踝关节外侧的一组重要韧带结构，它包括三条主要的韧带：距腓前韧带、跟腓韧带和距腓后韧带。

这些韧带对于维持踝关节的稳定性和防止踝关节扭伤具有重要意义。

在踝关节外侧韧带复合体中,距腓前韧带和跟腓韧带是最容易受伤的两条韧带。扭伤或拉伤这些韧带可能会导致疼痛、肿胀和活动受限等症状。如果损伤严重,还可能导致踝关节不稳定,引起反复踝关节扭伤。

对于踝关节外侧韧带复合体的损伤,早期诊断和治疗非常重要。如果损伤得不到及时治疗,可能会导致慢性踝关节不稳,进而影响患者的运动能力和生活质量。因此,在发生踝关节扭伤后,患者应及时就医,接受专业的检查和治疗。

在日常生活中,我们可以通过加强踝关节周围的肌肉力量、注意运动时的热身和拉伸、选择合适的鞋子和场地等方法来减少踝关节外侧韧带复合体的损伤风险。此外,避免长时间保持同一姿势或长时间站立也能够帮助减轻踝关节的负担。

总之,踝关节外侧韧带复合体是维持踝关节稳定性的重要结构,对于防止踝关节扭伤具有重要意义。在日常生活中,应注意保护踝关节,加强预防措施,避免发生损伤。如果不幸发生踝关节扭伤,应及时就医,接受专业的检查和治疗。

**第三篇
适合做踝关节镜手术的
相关疾病**

43 什么是踝关节不稳定?

踝关节不稳定是指踝关节的韧带和结构受损,导致关节失去正常的稳定性,容易发生过度扭伤或滑脱。这种情况通常由扭伤、创伤或慢性过度使用引起。

(1)症状:主要症状包括反复发生的踝部扭伤、感觉到关节松弛或不安全、行走时感到不稳及可能的疼痛和肿胀。患者可能在活动中或站立时感到踝关节的不适。

(2)病因:最常见的原因是踝关节扭伤,尤其是外侧或内侧韧带的损伤。慢性重复性的微创伤,如高强度的体育活动,也可能导致关节结构松弛和不稳。

(3)诊断:医生通常通过患者的症状、病史和体格检查来诊断踝关节不稳定。影像学检查,如应力位 X 线、MRI 或 CT 检查,可以帮助评估关节结构是否受损。

(4)治疗:治疗踝关节不稳定的方法取决于损伤的程度。初期治疗包括休息、冰敷、压迫和抬高(RICE 原则),以减轻疼痛和肿胀。物理治疗和康复运动有助于强化周围肌肉,提高关节稳定性。对于一些严重的情况，可能需要手术修复受损的韧带或进行韧带重建手术。

（5）预防：预防扭伤是关键。这包括适当地热身、使用支持性鞋具、避免在不稳定的表面进行训练，以及在活动中采取防护措施，如使用踝关节固定带等。

 什么是踝关节距腓前韧带断裂?

踝关节距腓前韧带断裂是指连接距骨外侧和腓骨远端之间的韧带发生损伤或撕裂。这种损伤通常发生在踝关节极度内翻扭伤的情况下。

（1）症状：症状包括疼痛、肿胀和可能的淤血。患者可能会感到踝关节不稳定，特别是在行走或进行运动时。在一些情况下，可能会在韧带撕裂时听到"啪"的声音。

（2）诊断：医生通常通过症状、病史和体格检查来初步诊断。影像学检查，如 X 线或 MRI，可能用于确认断裂的程度，评估是否有其他结构的损伤。

（3）保守治疗：踝关节距腓前韧带断裂的治疗取决于损伤的程度。初期治疗包括休息、冰敷、压迫和抬高（RICE 原则）以减轻疼痛和肿胀。物理治疗有助于强化周围肌肉，提高关节的稳定性。在一些情况下，可能需要短期使用支撑装置，如踝关节固定带，以帮助稳定关节。

（4）手术治疗：对于明确的距腓前韧带断裂或通过保守治疗效果不佳的患者，建议手术修复或重建踝关节距腓前韧带。

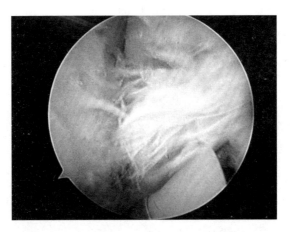

踝关节距腓前韧带断裂

45 什么是踝关节距骨软骨损伤？

踝关节距骨软骨损伤指的是踝关节内侧（距骨）与距骨相邻的骨头上的软骨遭受损害。这种损伤可能发生在踝关节扭伤、骨折或其他外伤性事件中，也可能是由于长期过度使用引起。以下是关于踝关节距骨软骨损伤的一些信息：

（1）症状：症状包括疼痛、肿胀、关节僵硬和可能的活动受限。患者可能在行走、运动或进行其他关节活动时感到疼痛和不适。

（2）诊断：医生通常会通过患者的症状、病史和体格检查来初步诊断。影像学检查，如 X 线、MRI 或 CT 检查，可能用于评估软骨的损伤程度和确定是否伴随其他结构的损伤。

（3）保守治疗：治疗踝关节距骨软骨损伤的方法取决于损伤的程度。初期治疗包括休息、冰敷、压迫和抬高（RICE 原则），以减轻疼痛和肿胀。物理治疗和康复运动有助于强化周围肌肉，提高关节的稳定性，并帮助减轻症状。

（4）手术治疗：对于严重的软骨损伤可能需要考虑手术干预。手术选项可能包括软骨修复、移植或关节镜手术。

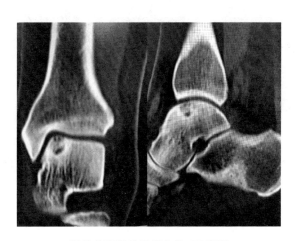

踝关节距骨软骨损伤的 CT 表现

46 什么是踝关节游离体？

踝关节游离体是一种较为罕见但常见于运动员或经常从事

高风险活动的人群的踝关节疾病。它指的是关节内的软骨或骨块在关节腔内脱落或游离，导致关节功能受损。

（1）病因和发病机制：踝关节游离体通常由于外伤、过度使用或慢性关节问题引起。足球运动员和篮球运动员等经常遭受踝关节损伤的运动员更容易患上此病。在外伤的情况下，如强烈的扭伤或撞击，踝关节内的软骨或骨块可能会受到损伤并脱落，形成游离体。

（2）症状：典型症状包括疼痛、肿胀、关节卡住感和活动受限。患者可能会感到踝关节不稳定，有时可能听到关节内的"咔嗒"声。这些症状可能会逐渐加重，尤其是在活动或运动后。

（3）诊断：医生通常会通过临床症状、病史和影像学检查来诊断踝关节游离体。X线、MRI或CT检查可以帮助医生确认游离体的位置、大小和形状，以便制定相应的治疗计划。

（4）治疗：治疗踝关节游离体的方法因个体情况而异。较小的游离体可能不需要手术干预，而较大或引起严重症状的情况可能需要手术去除游离体并修复关节损伤。手术可以通过踝关节镜进行，这是一种微创手术技术，有助于减少创伤和加速康复。

（5）康复：康复过程在治疗后非常关键，包括物理治疗、功能锻炼和康复训练。这有助于恢复踝关节的稳定性、增强周围肌肉和扩大关节的活动范围。

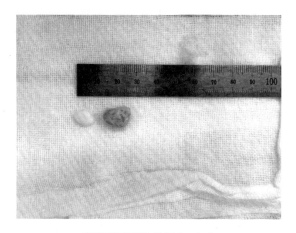

踝关节游离体的形态、大小

 什么是踝关节色素沉着绒毛结节性滑膜炎?

踝关节色素沉着绒毛结节性滑膜炎是一种罕见的滑膜炎症,通常发生在踝关节。

(1)病因:踝关节色素沉着绒毛结节性滑膜炎的确切病因仍不明确,但与炎症过程有关。滑膜是关节内的组织,负责产生滑液,有助于关节的顺畅运动。滑膜发生异常反应,可能导致滑膜内发生色素沉着、绒毛结节形成。

(2)症状:患有踝关节色素沉着绒毛结节性滑膜炎的患者通常会经历踝关节疼痛、肿胀和关节功能障碍。这可能会逐渐发展,患者会感到关节僵硬,特别是在早晨或长时间的休息后。

(3)诊断:诊断通常依赖于详细的病史、体格检查及影像学检查。医生可能会通过 X 线、MRI 检查或关节腔积液分析来确定炎症的程度，并排除其他关节疾病。

（4）治疗：治疗踝关节色素沉着绒毛结节性滑膜炎的方法包括药物治疗、物理治疗和手术治疗。非甾体抗炎药可以用于缓解疼痛和减轻炎症，而免疫抑制剂可能在某些情况下也会被使用。物理治疗有助于维持关节的灵活性和稳定性。在一些严重的情况下，手术可能是必要的，如关节清理术或关节置换手术。

（5）预后：踝关节色素沉着绒毛结节性滑膜炎的预后因患者的病情和治疗方式而异。一些患者可能对药物治疗和物理治疗有良好的反应，而另一些可能需要更进一步的治疗。

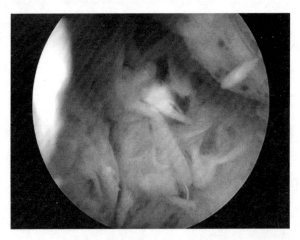

踝关节色素沉着绒毛结节性滑膜炎

48 什么是踝关节类风湿性滑膜炎?

踝关节类风湿性滑膜炎是一种慢性的自身免疫性疾病,它主要影响关节,并且可能引起滑膜的慢性炎症。

(1)病因:确切病因尚不明确,但它被认为是一种自身免疫性疾病。自身免疫性疾病是指免疫系统错误地攻击身体的正常组织,导致炎症和组织损伤。

(2)症状:典型症状包括晨僵、肿胀、疼痛和关节功能障碍。患者可能还会经历疲劳、全身不适和食欲不振。疾病通常是对称性的,即两侧相对称的关节可能同时受到影响。

(3)诊断:医生通常通过患者的症状、临床检查、血液测试和影像学检查来进行踝关节类风湿性滑膜炎的诊断。血液测试可能包括类风湿因子和抗 CCP 抗体等自身免疫标志物的检测。X线、MRI 或超声等影像学检查有助于评估关节炎症的程度和关节损害的情况。

(4)治疗:踝关节类风湿性滑膜炎的治疗旨在缓解症状、减轻炎症和防止关节损害的进展。药物治疗包括非甾体抗炎药、抗风湿药、生物制剂和激素等。物理治疗和康复锻炼有助于维持关节的灵活性和强度。在一些情况下,可能考虑手术,如关节置换手术。

49 什么是踝关节痛风性滑膜炎?

踝关节痛风性滑膜炎是由尿酸盐结晶在踝关节滑膜中沉积引起的慢性炎症性疾病。痛风通常是一种代谢性疾病,与体内尿酸水平过高有关,多是由于尿酸产生过多或排出不足所致。

(1)症状:症状包括急性发作性的疼痛、红肿、局部发热和关节功能障碍。这种疼痛通常在夜间达到高峰,患者可能感到极度的不适和敏感。

(2)病因:踝关节痛风性滑膜炎是由于尿酸晶体在关节滑膜中的沉积引起的。尿酸是一种体内代谢产物,当其在体内过多积累时,可能形成尖锐的晶体,沉积在关节中引起炎症反应。

(3)诊断:医生通常通过症状和体格检查来诊断痛风性滑膜炎,并可借助血液测试检测尿酸水平。关节穿刺也是一种诊断手段,通过在受影响的关节中提取液体,检查其中的尿酸盐结晶是否存在。

(4)治疗:踝关节痛风性滑膜炎的治疗目标是减轻急性发作的症状,预防未来的发作,并管理尿酸水平。药物治疗包括非甾体抗炎药、抗风湿药和降尿酸药。调整饮食,特别是限制高嘌呤食物的摄入,也是痛风管理的一部分。

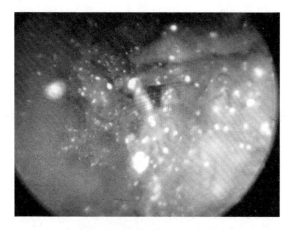

踝关节滑膜中的尿酸盐结晶

50 什么是踝关节慢性创伤性滑膜炎？

踝关节慢性创伤性滑膜炎是一种由于踝关节反复或长期的创伤而引起的滑膜炎症性疾病。这种情况通常与关节内软组织的慢性损伤有关，可能包括韧带、滑膜和软骨。

（1）症状：患者可能经历踝关节疼痛、肿胀、关节僵硬和活动受限。这些症状可能逐渐发展，尤其是在进行创伤性活动或运动后。

（2）病因：主要病因是踝关节的慢性创伤，可能是由于扭伤、撞击、慢性过度使用或其他形式的创伤。这些创伤可能导致关节内的滑膜炎症反应，最终形成慢性创伤性滑膜炎。

（3）诊断：诊断通常通过患者的症状、病史和临床检查来确定。影像学检查,如 X 线、MRI 或 CT 检查,可能有助于评估关节结构和确定是否存在软组织损伤。

（4）治疗：治疗方法包括药物治疗、物理治疗和可能的手术治疗。非甾体抗炎药和其他抗炎药物可用于缓解疼痛和减轻炎症。物理治疗有助于强化周围肌肉、提高关节稳定性和改善活动范围。在一些情况下,手术可能是必要的,如关节清理术或修复损伤的手术。

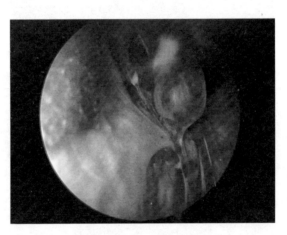

踝关节慢性创伤性滑膜炎

51 什么是踝关节结核性滑膜炎?

踝关节结核性滑膜炎是由结核分枝杆菌感染引起的慢性滑膜炎症性疾病。这种情况通常涉及踝关节的滑膜组织,导致关节功能受损。

（1）症状：症状包括踝关节疼痛、肿胀、红肿和关节功能障碍。患者可能经历发热、全身不适和乏力等全身症状。这种疾病的进展通常较为缓慢，症状逐渐加重。

（2）病因：踝关节结核性滑膜炎是由结核分枝杆菌引起的感染所致。这种感染通常通过血液或淋巴系统传播到关节滑膜，引起滑膜的炎症反应。结核分枝杆菌是引起结核病的病原体，它可以影响身体的各个部位，包括关节。

（3）诊断：诊断通常通过患者的症状、病史、临床检查和影像学检查来确定。关节液的抽取和结核分枝杆菌培养可能是确诊的关键。X线、MRI 或 CT 检查有助于评估关节的炎症程度和可能的骨损害。

（4）治疗：治疗方法包括抗结核药物，如异烟肼、利福平和乙胺丁醇等，以控制感染。患者可能需要在长期内接受抗结核药物治疗。在一些情况下，手术可能是必要的，以清除关节内的感染和修复损害。

52 什么是踝关节原发性滑膜炎？

踝关节原发性滑膜炎是一种以滑膜炎症为主要特征的关节疾病，而非由其他系统性疾病或感染引起的。这种情况通常导致踝关节内的滑膜组织发生慢性炎症，进而影响关节的正常功能。

（1）症状：患者可能经历踝关节疼痛、红肿和关节僵硬，而且这些症状可能逐渐加重,尤其是在运动或活动后。关节疼痛通常是持续性的,而不同于痛风等引起的急性关节炎疾病。

（2）病因：确切病因尚不清楚,可能是由于免疫系统的异常反应引起的滑膜炎症。遗传、环境因素及免疫系统的失调可能都在其发病机制中起到一定的作用。

（3）诊断：诊断通常依赖于患者的症状、病史、临床检查和影像学检查,如 X 线或 MRI 检查。关节液的检查也有助于确定是否存在滑膜炎症,并排除其他关节疾病。

（4）治疗：治疗方法包括药物治疗、物理治疗和可能的手术治疗。非甾体抗炎药可以用于缓解疼痛和减轻炎症。物理治疗有助于强化周围肌肉、提高关节稳定性和改善活动范围。在一些情况下,关节液抽取和滑膜清理手术可能是必要的。

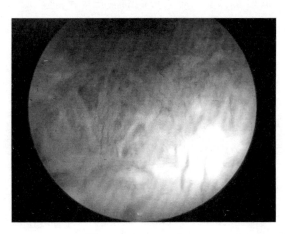

踝关节原发性滑膜炎

53 什么是踝关节囊肿？

踝关节囊肿是指在踝关节周围形成的液体或组织囊袋，通常由于滑囊或滑膜膨胀引起。这种状况可能是由于创伤、慢性滑膜炎症、骨刺或其他关节问题引起。

（1）症状：典型症状包括在踝关节周围感觉到肿胀、软块或包块。患者可能经历关节疼痛、红肿及运动时的不适感。囊肿的大小和位置可能导致患者在行走或进行其他活动时感到不适。

（2）病因：踝关节囊肿的形成可能与滑囊或滑膜受损有关，也可能是由于慢性创伤、炎症或关节疾病引起的。骨刺、骨折或其他结构问题也可能导致液体在关节周围积聚形成囊肿。

（3）诊断：医生通常通过病史询问、体格检查和影像学检查来诊断踝关节囊肿。X线、MRI或超声等影像学检查有助于确定囊肿的位置、大小和原因。

（4）治疗：治疗方法取决于其原因和症状的严重程度。初期治疗可能包括休息、冰敷、提高患肢，以及使用非甾体抗炎药以缓解疼痛和减轻炎症。在某些情况下，可能需要穿刺抽液来减轻囊肿的压力。如果囊肿的形成与结构问题相关，手术可能是必要的，以修复受损的组织或解决引起囊肿的问题。

54 什么是踝关节前外侧撞击综合征？

踝关节前外侧撞击综合征是一种由于踝关节外侧的反复撞击或刺激而引起的疼痛和不适的情况。这通常发生在进行活动时，如跑步、跳跃或进行某些运动。

（1）症状：主要症状是在踝关节前外侧感到疼痛和敏感。患者可能在活动期间或事后经历肿胀，疼痛可能逐渐加重。在某些情况下，可能还会引起关节不稳定感。

（2）病因：可能是由于踝关节外侧部位的软组织、骨骼结构或韧带受到慢性撞击、摩擦或过度使用引起的。运动员，特别是从事需要频繁侧向移动和转向的运动员，更容易患该疾病。

（3）诊断：诊断通常基于患者的症状、病史及体格检查。医生可能会排除其他可能引起疼痛的因素，如骨折或关节炎。影像学检查，如 X 线或 MRI 检查，有助于确认是否存在骨骼结构问题。

（4）治疗：治疗方法包括休息、冰敷、压迫和抬高，以减轻疼痛和肿胀。物理治疗可以帮助加强周围肌肉，提高关节的稳定性。运动员治疗后可能需要逐渐恢复运动，避免再次引发症状。在某些情况下，可能需要使用支撑装置或进行手术干预。

55 什么是踝关节前方撞击综合征？

踝关节前方撞击综合征是一种影响踝关节前方的慢性疼痛症状，通常由于足部在运动中反复与鞋或其他物体相撞引起。该疾病可能与骨骼、软组织或神经结构的受损有关，导致患者在活动期间或事后经历疼痛和不适。

（1）症状：踝关节前方撞击综合征的症状包括踝关节前方的疼痛、肿胀和敏感。患者可能在运动时感到疼痛，尤其是在跑步、走路或进行其他踝关节活动时。在某些情况下，可能会有刺痛感。

（2）病因：常见原因是足部与运动时的外部物体，如鞋、球或其他运动器材发生频繁摩擦、撞击或受压。这可能导致踝关节前方的软组织、神经或骨骼结构受到慢性创伤。

（3）诊断：诊断通常基于患者的症状、病史和体格检查。医生可能会通过排除其他可能导致踝关节疼痛的因素来确定诊断。影像学检查，如 X 线或 MRI 检查，有助于排除骨骼结构的问题。

（4）治疗：治疗方法包括休息、冰敷、压迫和抬高，以减轻疼痛和肿胀。物理治疗有助于强化足部周围的肌肉，提高关节稳定性。运动员治疗后可能需要逐渐恢复运动，避免再次引发症状。穿戴合适的鞋具、足部支撑装置也可能对缓解症状有所帮助。

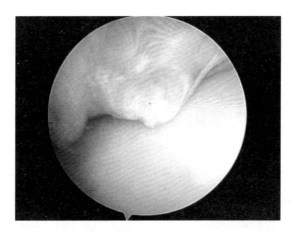

踝关节前方撞击综合征

56 什么是踝关节前内侧撞击综合征？

踝关节前内侧撞击综合征是一种与踝关节前内侧位置的慢性疼痛有关的疾病。该疾病通常由于足部在运动中反复与鞋或其他物体相撞引起，导致前内侧区域的软组织、韧带或神经受到损伤。

（1）症状：典型症状包括踝关节前内侧的疼痛、肿胀和敏感。患者可能在进行活动时感到疼痛，尤其是在跑步、行走或进行其他踝关节活动时。疼痛可能逐渐加重，尤其是在撞击重复发生时。

（2）病因：主要原因是踝关节前内侧位置的软组织、韧带或神经受到外部撞击、摩擦或受压。运动时穿不合适的鞋子、足部生物力学异常或过度使用可能导致该疾病。

（3）诊断：诊断通常通过患者的症状、病史和体格检查来确定。医生可能会通过排除其他可能引起踝关节疼痛的因素，如骨折或骨刺等，来进行诊断。影像学检查，如 X 线或 MRI 检查，有助于确定是否存在骨骼结构问题。

（4）治疗：治疗方法包括休息、冰敷、压迫和抬高，以减轻疼痛和肿胀。物理治疗有助于强化周围肌肉，提高足部的稳定性。运动员治疗后可能需要逐渐恢复运动，避免再次引发症状。穿戴合适的鞋具、足部支撑装置也可能对缓解症状有所帮助。

57 什么是踝关节后方撞击综合征？

踝关节后方撞击综合征是一种涉及踝关节后方的慢性疼痛，通常是由于足部在运动中反复与鞋或其他物体相撞引起。这可能导致踝关节后方的软组织、韧带或神经结构受损，引起疼痛和不适。

（1）症状：主要症状是踝关节后方的疼痛、肿胀和敏感。患者可能在运动中或运动后经历这些症状，特别是在跑步、行走或进行其他踝关节活动时。疼痛可能逐渐发展，尤其是在反复的撞击下。

（2）病因：常见原因是足部与运动时的外部物体，如鞋、球或其他运动器材发生频繁摩擦、撞击或受压。这可能导致踝关节后方的软组织、神经或韧带受到慢性创伤。

（3）诊断：诊断通常基于患者的症状、病史和体格检查。医生可能通过排除其他可能引起踝关节疼痛的因素，如骨折或骨刺等，来进行诊断。影像学检查，如 X 线或 MRI 检查，有助于确定是否存在骨骼结构问题。

（4）治疗：治疗方法包括休息、冰敷、压迫和抬高，以减轻疼痛和肿胀。物理治疗有助于强化周围肌肉，提高足部的稳定性。运动员治疗后可能需要逐渐恢复运动，避免再次引发症状。穿戴合适的鞋具、足部支撑装置也可能对缓解症状有所帮助。

58 什么是踝关节下胫腓分离？

踝关节下胫腓分离是指踝关节处的胫骨和腓骨两根小腿骨在关节下方发生分离的情况。这种情况通常是由于踝关节的严重扭伤或骨折导致的。

（1）症状：症状包括剧烈的疼痛、肿胀、淤血和可能的关节不稳定感。患者可能无法正常行走或负重。

（2）病因：通常由于踝关节的严重创伤引起，如高能量的扭伤、直接撞击或骨折。运动员，特别是从事激烈运动或高风险运动的人，更容易受到这种伤害。

（3）诊断：诊断通常通过患者的症状、病史和影像学检查确定。X 线、MRI 或 CT 检查有助于评估胫骨和腓骨的位置，确定是否发生了分离。

（4）治疗：保守治疗，如石膏固定或使用支具，以稳定受伤的踝关节。在某些情况下，可能需要手术治疗，包括将骨头重新定位、修复关节和骨折，以及确保关节的稳定性。

59 什么是踝关节骨关节炎？

踝关节骨关节炎是一种慢性炎症性疾病，影响踝关节的关节软骨和周围结构。这种疾病通常导致疼痛、肿胀和关节功能障碍。

（1）症状：典型症状包括踝关节的疼痛、肿胀、僵硬和关节功能受限。患者可能在活动时感到疼痛，尤其是在负重时。随着疾病的发展，症状可逐渐加重。

（2）病因：主要原因是关节软骨的磨损和损害，可能是由于年龄、创伤、遗传因素或其他关节炎的影响。炎症可能导致关节周围的韧带和滑膜受到影响，进而加重症状。

（3）诊断：医生通常通过患者的症状、病史和体格检查来诊断踝关节骨关节炎。影像学检查，如 X 线、MRI 或 CT 检查，有助于评估关节的结构，确定软骨和骨头的损害程度。

（4）治疗：该疾病的治疗目标是减轻疼痛、缓解炎症及提高关节功能。治疗方法包括药物治疗，如使用非甾体抗炎药或其他可以缓解疼痛的药物，以及物理治疗来增强周围肌肉、改善关节的稳定性。在一些情况下，可能需要关节注射或手术治疗，如关节清理术或关节置换术。

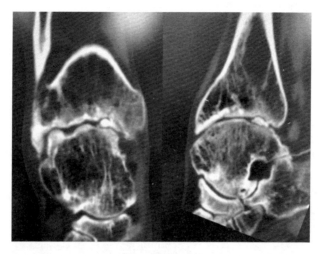

踝关节骨关节炎

60 什么是踝关节化脓性关节炎?

踝关节化脓性关节炎是一种由于细菌感染引起的关节炎,通常涉及踝关节。这种情况可能导致关节内的炎症和脓液积聚,引起疼痛、肿胀和功能受损。

(1)症状:症状包括剧烈的疼痛、肿胀和关节功能障碍。患者可能经历发热、寒战和全身不适等症状。疾病的进展可能导致关节内脓液的积聚,形成化脓性关节积液。

(2)病因:该疾病通常是由细菌感染引起的,细菌可能通过血液循环或直接创伤进入关节。常见的病原体包括金黄色葡萄球菌和链球菌等。免疫系统的缺陷、外伤、手术或其他感染可能增加发生化脓性关节炎的风险。

（3）诊断：诊断通常基于患者的症状、病史和实验室检查。关节液的抽取和细菌培养有助于确认感染，并确定病原体的类型。影像学检查，如X线或MRI检查，有助于评估关节结构和确定是否有骨骼损害。

（4）治疗：使用抗生素进行治疗，以控制感染。同时，可能需要进行关节液引流，以减轻关节内的脓液压力。在一些情况下，可能需要手术清除感染组织。患者可能还需要疼痛管理和物理治疗来帮助康复。

61 什么是踝关节骨折？

踝关节骨折是指在踝关节区域发生的骨折，包括胫骨、腓骨或两者同时受伤。这种骨折通常是由于扭伤、摔倒、交通事故或其他外力引起的创伤性损伤。

（1）症状：典型症状包括剧烈的疼痛、肿胀、淤血和可能的畸形。患者受伤的踝部可能无法负重，并且活动受限。在某些情况下，可能会感觉到关节的不稳定性。

（2）类型：踝关节骨折可分为内踝骨折、外踝骨折、踝部双骨折、胫腓骨截骨等不同类型，具体类型取决于骨折的位置和程度。

（3）诊断：医生通常会通过患者的症状、病史和影像学检查来诊断踝关节骨折。X线、CT或MRI检查有助于确定骨折的类型和程度,以指导治疗计划。

(4)治疗:治疗方法取决于骨折的具体情况。轻度的非位移性骨折可通过石膏固定来治疗;严重的骨折可能需要手术干预,包括内固定或外固定,以确保骨头愈合。

(5)康复:进行物理治疗以帮助恢复关节功能和增强周围肌肉。康复的时间因骨折的严重程度和治疗方法而异,通常需要数周到数月。

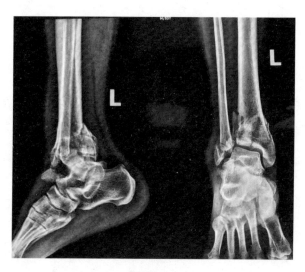

踝关节骨折

 什么是距下关节病变?

距下关节是连接腓骨和距骨的关节。距下关节病变是指该关节发生异常的情况,可能导致疼痛、肿胀和功能障碍。

（1）症状：症状包括踝关节周围的疼痛、肿胀、僵硬和可能的关节活动受限。患者可在行走、站立或进行其他踝关节活动时感到不适。在一些情况下，可能会触发跟腱炎等并发症。

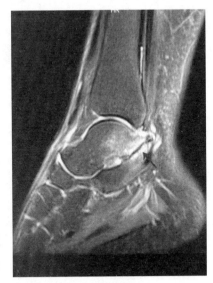

距下关节病变

（2）病因：该疾病的病因多种多样，可能包括慢性过度使用、损伤、关节炎、脚部生物力学异常及其他结构问题。运动员，特别是需要频繁使用踝关节活动的运动员，更容易患该疾病。

（3）诊断：诊断通常基于患者的症状、病史和体格检查。医生可能会使用 X 线、MRI 或其他影像学检查来评估关节的结构，确定是否存在骨骼或软组织的异常。

（4）治疗：治疗方法取决于病因和症状的严重程度。初期治疗可能包括休息、冰敷、提高患肢，以及使用非甾体抗炎药以缓解疼痛和减轻炎症。物理治疗可以帮助增强周围肌肉，提高关节的稳定性。在某些情况下，可能需要使用支撑装置或矫形器，以减轻关节的负担。

63 什么是足底筋膜炎?

　　足底筋膜炎是一种影响足底筋膜的炎症性疾病,通常表现为足底疼痛,尤其是在早晨起床或长时间站立后。

　　(1)症状:主要症状是足底或脚跟疼痛,特别是在早晨起床时或长时间站立后。疼痛通常在踏步时感觉最为明显,而在运动后逐渐减轻。患者可能还会感到足底的紧张感和肌肉僵硬。

　　(2)病因:主要原因是足底筋膜受到过度拉伸和损伤,导致炎症反应。这可能是由于长时间站立、过度使用、足弓异常、肌肉紧张或肥胖等因素引起的。

　　(3)诊断:医生通常通过患者的症状、病史和体格检查来诊断足底筋膜炎。影像学检查,如X线或MRI检查,可用于排除其

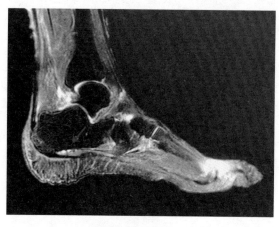

足底筋膜炎

他可能导致足底疼痛的因素,如骨刺或骨折。

(4)治疗:该疾病的治疗目标是缓解疼痛、减轻炎症,以及恢复足底筋膜的弹性。初期治疗方法包括休息、冰敷、按摩、足弓支撑和使用非甾体抗炎药。物理治疗和特定的脚底伸展运动也有助于改善症状。在一些情况下,可能需要穿戴定制的矫形鞋或矫形器,以减轻足底的负担。

 什么是止点性跟腱炎?

止点性跟腱炎是一种影响跟腱和跟骨的炎症性疾病。该疾病常表现为跟腱附着点处的疼痛和不适。以下是对止点性跟腱炎的介绍,包括症状、病因、诊断和治疗。

(1)症状:主要症状是跟腱附着点处的疼痛,通常在运动或行走时感觉更为明显。患者可能在早晨起床时感到疼痛,称为晨跑痛。在运动中,疼痛可能逐渐减轻,但在活动后再次加剧。

(2)病因:主要原因是长时间的足弓过度拉伸,导致跟腱附着点处的损伤和炎症。这可能是由于足部生物力学异常、运动损伤、肌肉不平衡、鞋子不合适或高强度的体育活动等因素引起的。

(3)诊断:医生通常通过患者的症状、病史和体格检查来诊断。影像学检查,如 X 线或 MRI 检查,有助于排除其他可能导致足底疼痛的因素,如骨刺或骨折。

(4)治疗:治疗方法包括休息、冰敷、按摩、使用非甾体抗炎药及物理治疗。使用支持性鞋垫和穿合适的鞋子也有助于减轻足部的负担。在一些情况下，可能需要进行足弓支持矫形或穿戴矫形器，以改善足部生物力学。

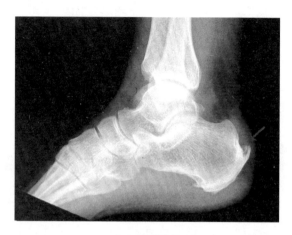

止点性跟腱炎

65 不明原因的踝关节长期肿痛的原因有哪些？

踝关节长期肿痛的原因多种多样，可能是由于创伤、炎症、关节疾病或其他潜在的医学问题引起。

在面对不明原因的踝关节长期肿痛时，建议患者尽早就医，接受全面的临床评估。医生可能通过影像学检查（如 X 线、MRI 或 CT 检查）、实验室检查和其他必要的测试，以明确病因，并制定相应的治疗计划。必要时行踝关节镜探查或活检，及早诊断和治疗有助于防止潜在的并发症和提高康复的机会。

第四篇
不适合做踝关节镜
手术的疾病

66 哪些全身性疾病不适合做踝关节镜手术?

踝关节镜手术是一种用于治疗踝关节问题的微创手术,但并非所有患者都适合这种手术。一些全身性疾病可能增加手术的风险或影响康复过程。对于患有以下全身性疾病的患者,踝关节镜手术可能不太适合:

(1)心血管疾病:患有严重心血管问题的患者,如心衰、冠心病等,可能因手术期间的应激和麻醉而面临较高的风险。

(2)呼吸系统疾病:患有慢性肺部疾病,如严重的慢性阻塞性肺疾病或肺纤维化的患者,可能会在手术中面临呼吸方面的挑战。

(3)免疫系统疾病:患有自身免疫性疾病,如风湿性关节炎、系统性红斑狼疮等,可能因为免疫系统的异常反应而影响康复和愈合。

(4)代谢性疾病:患有严重糖尿病的患者可能面临伤口愈合延迟的风险,增加感染和其他并发症的可能性。

(5)凝血功能障碍:凝血功能障碍或正在服用抗凝血药物的

患者,可能在手术中面临较高的出血风险。

在考虑踝关节镜手术之前,患者应与医生进行详细的沟通,讨论全身性疾病的状况及手术可能带来的风险和益处。医生将根据个体情况决定是否进行手术,或是否有其他治疗选择更为合适。

67 哪些踝部局限性疾病不适合做踝关节镜手术?

虽然踝关节镜手术是治疗许多踝部疾病的有效方法,但并非所有的患者都适合这种手术。对于患有以下踝部局限性疾病的患者,踝关节镜手术可能不太适合:

(1)严重关节炎:患有严重的踝关节骨关节炎或类风湿关节炎的患者,由于关节损害过于严重,可能不适合进行踝关节镜手术。这些情况可能需要考虑更广泛的手术干预,如关节置换术。

(2)踝关节不稳定:对于踝关节慢性且严重的不稳定,需要考虑其他手术方法,如重建韧带或进行关节融合手术,而不是踝关节镜手术。

(3)复杂骨折:对于复杂的踝关节骨折,可能需要传统的开放性手术,以更好地处理骨折,确保正确愈合。

(4)感染:如果患者踝部存在感染,踝关节镜手术可能会增加感染的风险。因此,在感染得到控制之前可能不适合进行踝关节镜手术。

（5）踝关节软组织病变：某些软组织病变，如严重的滑膜炎或肿瘤，可能需要开放性手术来更好地处理和评估病变的范围。

在考虑踝关节镜手术之前，医生将综合考虑患者的病史、体格检查和影像学检查结果，以确定是否适合进行踝关节镜手术。患者和医生之间的详细沟通是选择治疗方法的前提，这样做可以确保患者获得最佳的治疗效果。

第五篇
踝关节镜术前的个人准备

68 踝关节镜手术入院时需要准备哪些物品?

踝关节镜手术是一种微创的手术方法,用于治疗踝关节内的损伤和疾病。在入院前,患者需要准备一些必要的物品,以应对手术和恢复期的需要。以下是一些关于入院准备的建议:

(1)舒适的鞋子和衣物:准备一双舒适的鞋子,最好是平底鞋或运动鞋,以便在手术后方便行走。此外,患者需要准备宽松舒适的衣物,以便在手术后穿着舒适。

(2)日常用品:准备一些必要的日常用品,如洗漱用品、毛巾、卫生纸等。此外,患者可能还需要准备一些舒适的床上用品,如枕头和被子等。

(3)医疗证明和文件:准备相关的医疗证明和文件,如过往病历,X线、MRI等检查结果,以及医保卡或身份证等。

总之,在踝关节镜手术入院前,患者需要准备一些必要的物品,以应对手术和恢复期的需要。同时,患者还需要做好心理准备,保持积极乐观的心态,配合医生和护士的治疗和护理。

69 踝关节镜手术前如何洗脚？

在踝关节镜手术前，洗脚是其中一项重要的准备工作。以下是一些关于踝关节镜手术前洗脚方法的建议：

（1）准备温水和毛巾：准备一盆温水，温度适宜，不要太烫。准备一条干净的毛巾，用于擦拭脚部。

（2）泡脚：将双脚泡在温水中，时间不要过长，5～10分钟即可。泡脚可以软化角质层，有助于清洁和消毒。

（3）清洁皮肤：用肥皂或沐浴露将双脚彻底清洁干净，特别是脚趾和脚底部分。清洁时要小心，不要弄伤皮肤，避免使用过于粗糙的搓澡巾或毛巾。

（4）消毒：用75％乙醇等消毒液擦拭手术区域，以减少手术时的感染风险。注意消毒液不能过于刺激，以免对皮肤造成伤害。

（5）保持干燥：洗完脚后，用干净的毛巾擦干双脚，并保持手术区域干燥。干燥的环境有助于减少细菌滋生。

（6）避免使用指甲油或趾甲护理产品：在踝关节镜手术前，避免使用指甲油或趾甲护理产品，以免影响手术效果。

总之，踝关节镜手术前洗脚是非常

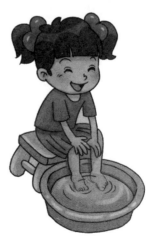

洗脚

重要的准备工作。患者需要准备温水和毛巾、泡脚、清洁皮肤、消毒、保持干燥，并避免使用指甲油或趾甲护理产品。这些措施有助于减少手术时的感染风险，保障手术的安全和成功。

70 踝关节镜手术前如何剪趾甲？

在踝关节镜手术前，患者需要做好一些准备工作，以保持局部的清洁和卫生。剪趾甲是其中一项重要的准备工作。以下是一些关于踝关节镜手术前剪趾甲方法的建议：

（1）准备工具：准备一把锋利的指甲剪、一把锉刀和一瓶消毒液。

（2）浸泡脚部：在修剪趾甲前，先将双脚浸泡在温水中，时间不要过长，5～10分钟即可。这样可以软化角质层，使趾甲变得容易修剪。

（3）清洁脚部：用肥皂或沐浴露将双脚彻底清洁干净，特别是脚趾和脚底部分。清洁时要小心不要弄伤皮肤。

（4）消毒：用75％乙醇等消毒液擦拭手术区域，以减少手术时的感染风险。注意消毒液不能过于刺激，以免对皮肤造成伤害。

（5）修剪趾甲：修剪趾甲时要注意不要剪得太短，以免损伤皮肤或甲床。要将趾甲修剪得平滑整齐，不要留下尖角或锐利的边缘，以免划伤皮肤或导致疼痛。

（6）锉平边缘：用锉刀将趾甲边缘锉平，以免刺伤皮肤或导致疼痛。

（7）保持干燥：修剪完趾甲后，用干净的毛巾擦干双脚，并保持手术区域干燥。干燥的环境有助于减少细菌滋生。

总之，踝关节镜手术前剪趾甲是非常重要的准备工作。患者需要准备工具、浸泡脚部、清洁脚部、消毒、修剪趾甲、锉平边缘、保持干燥。这些措施有助于减少手术时的感染风险，保障手术的安全和成功。在剪趾甲时要注意不要损伤皮肤或甲床，以免导致感染或其他并发症。

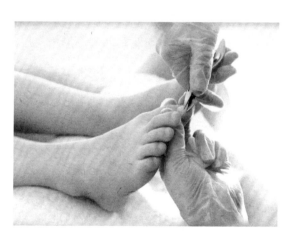

剪趾甲

 71 踝关节镜手术前患者如何管理自己的基础用药？

在踝关节镜手术前，患者需要告知医生自己正在服用的所有药物,以便医生了解患者的用药情况并做出相应的调整。有些药物可能需要停用或替换,有些药物则不能停用,以确保手术的安全和顺利进行。以下是一些关于踝关节镜手术前用药的建议:

(1)非甾体抗炎药:非甾体抗炎药如布洛芬、阿司匹林等,可能会引起胃肠道反应、出血、过敏反应等,因此建议在手术前停用。

(2)抗凝血药:抗凝血药如华法林、肝素等,可能会影响手术中的凝血功能,增加手术风险。因此建议在手术前至少停用1周,并告知医生停用时间和原因。

(3)抗血小板药:抗血小板药如阿司匹林、氯吡格雷等,可能会增加手术出血的风险。因此建议在手术前停用一段时间,具体时间请咨询医生。

当然,一些药物是不能停用的,因为它们对于患者的健康和治疗过程具有重要意义。以下是一些不能停用的药物:

(1)抗癫痫药:如果患者正在服用抗癫痫药,如卡马西平、苯妥英钠等,不能随意停用。因为这些药物具有抗惊厥作用,如果突然停用可能会导致癫痫发作或其他神经系统的异常症状。

(2)抗抑郁药:如果患者正在服用抗抑郁药,如舍曲林、氟西汀等,也不能随意停用。因为这些药物需要一定的时间才能发挥治疗作用,如果突然停用可能会导致症状反弹或加重。

(3)降血糖药:如果患者正在服用降血糖药,如二甲双胍、格列美脲等,也不能随意停用。因为这些药物对于控制血糖具有重要作用,如果突然停用可能会导致血糖波动或并发症。

（4）心血管药：如果患者正在服用心血管药，如阿司匹林、氯沙坦等，也不能随意停用。因为这些药物对于预防心血管疾病具有重要作用，如果突然停用可能会导致心血管疾病的发生或加重。

总之，在踝关节镜手术前，患者需要告知医生自己正在服用的所有药物，便于医生了解患者的用药情况并做出相应的调整，以确保手术的安全和顺利进行。如果对药物的停用或替换有任何疑问或不适，请及时咨询医生。

72 踝关节镜手术前如何获得更好的睡眠？

在踝关节镜手术前，良好的睡眠对于患者的身体和心理状态都非常重要。以下是一些建议，帮助患者在踝关节镜手术前获得更好的睡眠：

（1）创造舒适的睡眠环境：保持卧室安静、舒适、温度适宜，避免过亮或过暗的光线，可以选择柔和的灯光或使用眼罩。

（2）建立规律的睡眠时间：尽量在每天相同的时间上床睡觉和起床，以帮助调整生物钟，促进更好的睡眠。

（3）避免刺激性食物和饮料：在睡前避免摄入咖啡因、糖分和酒精等，因为它们可能会影响睡眠。

（4）放松身心：在睡前进行深呼吸、冥想、瑜伽等放松身心的活动，可以帮助减轻压力和焦虑，促进更好的睡眠。

（5）避免长时间躺在床上：如果躺在床上超过30分钟还没有入睡，可以起床做些其他的事情，如读书、听音乐等，直到感到困倦。

（6）避免过度使用电子产品：在睡前避免过度使用手机、电脑等电子产品，因为它们发出的蓝光可能会影响睡眠。

（7）与家人和朋友交流：在睡前与家人和朋友交流，分享心情和感受，可以减轻心理压力和焦虑，促进更好的睡眠。

总之，在踝关节镜手术前，患者需要保持良好的睡眠状态，以减轻压力和焦虑，增强身体和心理的恢复能力。如果存在严重的失眠问题，建议及时咨询医生或寻求专业睡眠治疗师的帮助。

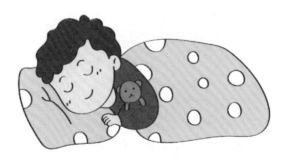

充足的睡眠

73 踝关节镜手术前如何安排饮食？

在踝关节镜手术前，合理的饮食对于患者的身体和心理状态都有一定的影响。以下是一些建议，帮助患者在踝关节镜手术前安排合理的饮食：

（1）维持健康饮食习惯：在手术前一周，尽量维持健康饮食习惯，包括多吃新鲜水果、蔬菜、全谷类食物、鱼、肉、豆类等，以及适量的健康脂肪（如橄榄油、坚果等）。这些食物可以提供身体所需的营养物质和能量，以应对手术的挑战。

（2）避免暴饮暴食：在手术前一周，避免暴饮暴食和大量进食高糖分、高脂肪和高盐的食物。这些食物可能会导致身体不适和消化问题，从而影响手术的进行和恢复过程。

（3）逐渐减少进食产气食物：在手术前三天，逐渐减少进食产气食物，如豆类、洋葱、花椰菜等。这些食物可能会导致胃肠道不适和腹胀，从而影响手术效果和恢复。

（4）避免过度饮酒和吸烟：在手术前一周，避免过度饮酒和吸烟。过度饮酒和吸烟可能会影响身体的免疫系统和愈合能力，从而影响手术效果和恢复。

（5）维持足够的水分摄入：在手术前一周，维持足够的水分摄入，每天至少喝八杯水。充足的水分有助于维持身体的正常代谢和水平衡，有助于减少手术风险和促进恢复。

总之，在踝关节镜手术前，患者需要合理安排饮食，以提供身体所需的营养物质和能量，维持身体的正常代谢和水平衡，促进身体的恢复。同时，避免暴饮暴食、过度饮酒和吸烟等不良习惯，以降低手术风险和减少并发症的发生。如果存在特殊的饮食需求或问题，建议在医生的指导下进行饮食安排。

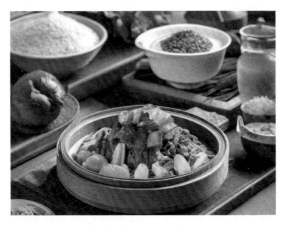

合理饮食

74 踝关节镜手术前需要做哪些准备工作?

在踝关节镜手术前,需要做好充分的准备工作,以确保手术的顺利进行和患者的安全。以下是一些关于踝关节镜手术前准备工作的建议:

(1)术前检查:在手术前,患者需要进行一些必要的检查,如血常规、尿常规、心电图等,以了解患者的身体状况和排除手术禁忌证。患者需要按照医生的建议进行相应的检查,并将病史告知医生。

(2)术前准备:在手术前,患者需要按照医生的建议进行一些必要的准备,如术前禁食、禁水等。此外,患者还需要保持手术区域的清洁和干燥,以减少感染的风险。在手术前一周,患者需要停止服用抗凝血药和活血化瘀的中成药，以避免手术中出血过多。

（3）心理准备：踝关节镜手术是一种有创的手术方法，患者可能会感到紧张和不安。因此，在手术前，患者需要做好心理准备，了解手术的过程和注意事项，积极配合医生的治疗和建议。患者可以与医生沟通，了解手术的风险和效果，以减轻焦虑和恐惧情绪。

（4）身体锻炼：在手术前，患者可以进行一些必要的身体锻炼，如抬腿练习、肌肉锻炼等，以增强下肢肌肉的力量和稳定性，有助于手术后恢复。

总之，在踝关节镜手术前，患者需要进行术前检查、术前准备、心理准备、身体锻炼等准备工作。这些准备工作有助于确保手术的顺利进行和患者的安全。同时，患者需要与医生密切沟通和配合，了解手术的风险和效果，积极配合医生的治疗和建议。

75 踝关节镜手术前需要备皮吗？

在踝关节镜手术前，备皮是踝关节镜手术前的一项重要准备工作。

备皮是指在手术前对手术区域的皮肤进行清洁、剃毛和消毒，以减少感染的风险。在踝关节镜手术前，备皮工作通常由专业的医护人员完成，包括对手术区域的皮肤进行清洁、剃毛、消毒等步骤。备皮可以有效地减少细菌的数量,从而降低手术后感染的风险。

备皮的时间和方式因手术类型和患者的具体情况而异。一般来说,踝关节镜手术前的备皮工作需要在手术前一天或手术前几个小时进行。

备皮过程中需要注意以下几点:

(1) 保持皮肤干燥:在备皮前,患者需要先清洁皮肤,并保持皮肤干燥。这有助于减少细菌的数量,并提高消毒效果。

(2) 避免剃破皮肤:在备皮过程中,医护人员需要小心操作,避免剃破皮肤。如果皮肤被剃破,需要及时进行消毒和处理,以避免感染。

(3) 注意保暖:在备皮过程中,患者需要注意保暖,避免感冒或受凉。

总之,踝关节镜手术前需要进行备皮工作,以降低手术后感染的风险。患者需要注意保持皮肤干燥、避免剃破皮肤、注意保暖等。同时,患者需要与医护人员密切沟通和配合,了解备皮的过程和注意事项,积极配合治疗。

第六篇
踝关节镜术中环节

76 踝关节镜手术的流程安排是什么?

踝关节镜手术是一种微创的手术方法,用于治疗踝关节内的损伤和疾病。在手术开始前,需要进行一系列的流程安排,以确保手术的顺利进行和患者的安全。以下是一些关于踝关节镜手术的流程安排:

术前评估:在手术前,患者需要进行全面的身体评估,包括心肺功能、血液检查、X线检查等,以了解患者的身体状况和排除手术禁忌证。医生会根据评估结果,确定手术方案和麻醉方式。

术前准备:在手术前,患者需要进行一些必要的准备,如术前禁食、禁水、停止服用抗凝血药等。此外,患者还需要进行一些心理准备,如了解手术的过程和注意事项,积极配合医生的治疗。

手术当日:在手术前,医护人员会对患者进行一些必要的检查和准备,如核对身份信息、测量生命体征等。随后,患者需要进行麻醉,并在全身麻醉或局部麻醉的情况下进行手术。

手术过程:在手术过程中,医生会通过一个小切口插入关节镜和其他手术器械。通过关节镜的观察,医生可以清楚地看到关节内的病变情况,并进行相应的手术治疗。手术治疗完成后,医生会将伤口缝合,并在术后进行必要的处理,给出康复建议。

这些流程有助于确保手术的顺利进行和患者的安全。同时,患者需要与医护人员密切沟通和配合,了解手术的风险和效果,积极配合治疗和建议。

77 踝关节镜手术一般需要多长时间?

踝关节镜的手术时间因患者的具体情况和手术类型而异,但通常在1~2小时。下面将详细介绍影响手术时间的因素。

(1)患者的具体情况是决定手术时间的重要因素之一。患者的年龄、性别、身体状况、踝关节损伤的程度和类型等因素都会影响手术的时间。例如,年轻人的踝关节损伤通常比老年人更容易治疗,因此手术时间可能会更短。

(2)手术类型也是影响手术时间的因素之一。不同类型的踝关节损伤需要不同的手术治疗方法,因此手术时间也会有所不同。例如,对于简单的韧带损伤,手术时间可能会相对较短,而对于复杂的骨折或关节脱位,手术时间可能会更长。

(3)医生的经验和手术设备也是影响手术时间的因素之一。经验丰富的医生能够更熟练地操作手术器械和完成手术,而先进的手术设备可以提高手术的准确性和效率,从而缩短手术时间。

总之,踝关节镜手术的时间受患者的具体情况、手术类型、医生经验和手术设备等情况影响。在选择手术治疗时,患者需要与医生进行详细的沟通,了解自己的具体情况和手术风险,以便做出正确的决策。同时,患者需要注意保持良好的身体状况和心理状态,以减少手术时间和术后恢复时间。

78 踝关节镜手术需要家属等候吗?

在踝关节镜手术过程中,患者通常需要接受全身麻醉或局部麻醉,因此需要专业的医护人员进行监护和护理。那么,踝关节镜手术需要家属等候吗?

一般来说,踝关节镜手术需要家属或亲友在手术室外等候,以便及时了解患者的手术进展和情况。但是,具体是否需要家属等候还取决于患者的具体情况和医院的规定。对于一些较为复杂的手术或存在特殊情况的患者,医院可能会要求家属或亲友在手术室外等候,以便及时沟通患者的手术进展和情况。此外,一些医院也提供视频监控设备,让家属或亲友在手术室外实时了解患者的手术情况。

在等候期间,家属或亲友需要注意以下几点:

遵守医院规定:家属或亲友需要遵守医院的规定,不要在手术室外吸烟、喧哗等,以免影响手术的进行和患者的恢复。

保持电话畅通:家属或亲友需要保持电话畅通,以便医护人员及时联系并告知患者的手术进展和情况。

总之，踝关节镜手术需要家属或亲友在手术室外等候，以便及时了解患者的手术进展和情况。在等候期间，家属或亲友需要注意保持与医护人员的沟通、遵守医院规定、保持电话畅通等方面的事项，以便更好地照顾患者。

79 踝关节镜手术结束后就转回病房吗？

在踝关节镜手术结束后，患者通常会被送回病房进行术后护理和恢复。但是，并不是所有的踝关节镜手术都需要在手术后立即转回病房。

具体来说，需要根据患者的具体情况和手术类型来决定是否需要转回病房。对于一些简单的踝关节镜手术，如单纯的韧带修复或关节清理等，患者可能在手术后需要短暂留院观察一段时间，以确保没有出现任何术后并发症或其他问题。但是，对于一些较为复杂的踝关节镜手术，如涉及骨折或关节脱位的手术，患者可能需要更长时间的住院治疗和康复。

在手术后转回病房的过程中，患者需要注意以下几点：

（1）保持呼吸道通畅：在转回病房的过程中，患者需要保持呼吸道通畅，避免呕吐物或分泌物阻塞呼吸道。

（2）保持输液通道畅通：在转回病房的过程中，患者需要保持输液通道畅通，以确保药物能够及时输注到体内。

总之，踝关节镜手术结束后是否需要转回病房需要根据患者的具体情况和手术类型来决定。在转回病房的过程中,患者需要注意保持呼吸道通畅、保持输液通道畅通,以便更好地恢复健康。

80 踝关节镜手术结束后多久可以饮食?

在踝关节镜手术结束后,患者的麻醉方式和具体情况可能会影响其饮食时间。下面将详细介绍踝关节镜手术后多久可以饮食。

首先,患者的麻醉方式是影响饮食时间的重要因素之一。如果患者在手术过程中接受了全身麻醉,那么在手术结束后需要等待一段时间才能饮食。这是因为全身麻醉会对患者的胃肠道产生抑制作用,导致恶心、呕吐等症状。通常来说,在全身麻醉后,患者需要等待 2～4 小时才能进食,以避免出现胃肠道不适。

其次,患者的具体情况也是影响其饮食时间的因素之一。如果患者的手术时间较长、出血较多或存在其他身体不适,那么可能需要更长的时间才能恢复饮食。因此,在踝关节镜手术后,患者需要根据医生的建议和自己的具体情况来确定饮食时间。

在踝关节镜手术后,患者可以选择一些清淡、易消化的食物来逐渐恢复饮食。例如,可以选择一些汤类、粥类、面条、水果等食物来补充营养和水分。同时,需要注意控制饮食量,避免暴饮暴食。

总之,踝关节镜手术后多久可以饮食需要根据患者的麻醉方式和具体情况来决定。在确定饮食时间时，患者需要遵循医生的建议和自己的身体状况来确定，以避免出现胃肠道不适或其他术后并发症。同时，需要注意选择清淡、易消化的食物来逐渐恢复饮食，并控制饮食量以保证身体的健康。

第七篇
踝关节镜术后

81 踝关节镜术后伤口渗血怎么办?

在踝关节镜手术后,患者的伤口可能会出现渗血的情况。下面将介绍踝关节镜术后伤口渗血的处理方法。

如果患者的伤口渗血较少,医生会使用无菌棉签或纱布轻轻擦拭,以去除表面的血液和渗出物。同时,需要注意保持伤口的清洁和干燥,避免感染。

如果患者的伤口渗血较多或持续时间较长,建议及时咨询医生。医生可能会建议患者进行一些检查,以确定是否存在其他问题,如凝血功能障碍、血管损伤等。根据医生的建议,患者可能需要采取一些措施来控制渗血,如使用药物、加压包扎等。

在处理踝关节镜术后伤口渗血的过程中,患者需要注意以下几点:

(1)避免自行处理:患者不应该自行处理伤口渗血,以免加重伤口的损伤或引起感染。

(2)保持伤口清洁和干燥:患者需要保持伤口的清洁和干燥,避免使用不洁的物品擦拭伤口,以免引起感染。

（3）遵循医生建议：患者需要遵循医生的建议，采取适当的措施来控制渗血，并定期进行复查和换药。

（4）注意观察：患者需要注意观察伤口渗血的情况，如渗血持续时间较长或出现其他症状，如发热、疼痛等，应及时咨询医生。

总之，踝关节镜术后伤口渗血是一种常见的现象，但如果出现持续时间较长或伴有其他症状的情况，应及时咨询医生并采取适当的处理措施。在处理过程中，患者需要注意保持伤口的清洁和干燥，遵循医生建议并注意观察伤口的情况，以保证伤口的愈合和恢复。

82 踝关节镜术后伤口疼痛怎么办？

在踝关节镜手术后，患者的伤口可能会出现疼痛的情况。下面将介绍踝关节镜术后伤口疼痛的处理方法。

踝关节镜术后伤口疼痛是正常的生理反应。在手术后，患者的伤口会受到一定的刺激和损伤，因此会引起疼痛。但是，如果疼痛持续时间较长或疼痛程度较重，可能会影响患者的休息和康复，需要及时采取措施来缓解疼痛。对于轻微的疼痛，患者可以通过冰敷来缓解疼痛。

如果患者的疼痛较为严重或持续时间较长，建议及时咨询医生。医生可能会建议患者使用一些止痛药来缓解疼痛。常见的止痛药包括非甾体抗炎药(如布洛芬、吲哚美辛等)和阿片类镇痛药(如吗啡、哌替啶等)。但是,需要注意的是,在使用止痛药时,需要遵循医生的建议和控制用药量,以免出现不良反应或药物依赖。

除了以上方法外,患者还可以通过一些自我调节的方法来缓解疼痛。例如,可以通过深呼吸、冥想、听音乐等放松身心的方法来缓解疼痛;也可以通过转移注意力来缓解疼痛。

总之,踝关节镜术后伤口疼痛是一种常见的现象,但如果疼痛持续时间较长或疼痛程度较重,需要及时采取措施来缓解疼痛。在处理过程中,患者需要注意遵循医生的建议和使用适当的药物来缓解疼痛,同时也需要注意自我调节和休息,以保证伤口的愈合和恢复。

83 踝关节镜术后患肢疼痛怎么办?

踝关节镜术后患肢疼痛是较为常见的现象,以下是一些可能有助于缓解疼痛的方法:

(1)休息与制动:确保患肢得到充分的休息,避免过度活动加重疼痛。

(2)抬高患肢:将患肢抬高,高于心脏水平,有助于促进血液回流,减轻肿胀和疼痛。

(3)物理治疗:在术后 48 小时内,可以适当进行冰敷,每次

15～20分钟,每天数次。冰敷能收缩血管,减少出血和肿胀,从而缓解疼痛。另外,在医生的指导下,可以进行超声波治疗、电疗等,有助于减轻疼痛和促进恢复。

(4)药物治疗:按照医生的建议使用止痛药,如非甾体抗炎药(如布洛芬、双氯芬酸钠等)。

(5)加压包扎:适度的加压包扎可以减少肿胀和出血,减轻疼痛。但包扎不能过紧,以免影响血液循环。

需要注意的是,如果疼痛持续不缓解或加重,伴有发热、红肿等症状,应及时告知医生,以便进行进一步的检查和处理。

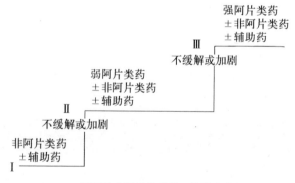

世界卫生组织推荐的三阶梯止痛法

疼痛的药物治疗

84 踝关节镜术后患肢麻木怎么办?

在踝关节镜手术后,患者的患肢可能会出现麻木的情况。下面将介绍踝关节镜术后患肢麻木的处理方法。

踝关节镜术后患肢麻木可能是手术过程中对神经的刺激或牵拉所致。这种情况通常会在手术后逐渐消失,但也有可能会持续一段时间。如果患者的患肢麻木程度较轻,可以在医生的指导下进行适当的活动和锻炼,以促进血液循环和神经功能的恢复。

如果患者的患肢麻木程度较重,建议及时咨询医生。医生可能会建议患者进行一些检查,以确定是否存在其他问题,如神经损伤、血液循环障碍等。根据医生的建议,患者可能需要采取一些措施来缓解麻木,如使用药物、进行物理治疗等。

在处理踝关节镜术后患肢麻木的过程中,患者需要注意以下几点:

(1)避免自行处理:患者不应该自行处理患肢麻木,以免加重症状或引起其他问题。

(2)遵循医生建议:患者需要遵循医生的建议,采取适当的措施来缓解麻木,并定期进行复查和检查。

(3)适当活动和锻炼:患者可以在医生的指导下进行适当的活动和锻炼,以促进血液循环和神经功能的恢复。

(4)注意观察:患者需要注意观察患肢麻木的情况,如症状持续时间较长或出现其他症状,如疼痛、肿胀等,应及时咨询医生。

总之,踝关节镜术后患肢麻木是一种常见的现象,但如果症状持续时间较长或程度较重,需要及时采取措施来缓解症状。在处理过程中,患者需要注意遵循医生的建议和使用适当的药物来缓解症状,同时也需要注意适当活动和休息,以保证伤口的愈合和恢复。

85 踝关节镜术后患者发热怎么办?

在踝关节镜手术后,患者的身体可能会出现一些术后反应,如发热。下面将介绍踝关节镜术后发热的处理方法。

踝关节镜术后发热可能是手术刺激、感染、炎症反应等原因引起的。在手术后,患者的体温可能会上升,但通常会在一定时间内逐渐恢复正常。

如果患者的发热程度较轻,可以通过适当的休息和喝水来缓解症状。同时,可以使用一些物理降温方法,如冰敷、擦拭身体等,以帮助降低体温。

如果患者的发热程度较重或持续时间较长,建议及时咨询医生。医生可能会建议患者进行一些检查,以确定发热的原因,并采取相应的治疗措施。常见的治疗方法包括使用抗生素、进行物理降温、调整用药等。

在处理踝关节镜术后发热的过程中,患者需要注意以下几点:

(1)遵循医生建议:患者需要遵循医生的建议,采取适当的措施来缓解发热,并定期进行复查和检查。

(2)适当休息:患者需要适当休息,以减轻身体负担和促进身体恢复。

（3）补充水分：患者需要适当喝水，以补充体内水分和促进代谢。

（4）监测体温：患者需要监测体温，并记录发热的情况，以便向医生提供准确的病情信息。

总之，踝关节镜术后发热是一种常见的现象，但如果症状持续时间较长或程度较重，需要及时采取措施来缓解症状。在处理过程中，患者需要注意遵循医生的建议和使用适当的药物来缓解症状，同时也需要注意适当休息和补充水分，以保证身体的恢复和健康。

86 踝关节镜术后伤口红肿怎么办？

在踝关节镜手术后，患者的伤口可能会出现红肿的情况。下面将介绍踝关节镜术后伤口红肿的处理方法。

踝关节镜术后伤口红肿可能是手术刺激、感染、炎症反应等原因引起的。在手术后，患者的伤口可能会受到一定的刺激和损伤，因此引起局部红肿和疼痛。

如果红肿程度较轻，可以在医生的指导下进行适当的冷敷和热敷，以缓解症状。同时，可以使用一些抗炎药来减轻炎症反应和缓解疼痛。但是，需要注意的是，在手术后早期（24 小时内）最好进行冷敷，而热敷可以在术后 24 小时后进行。

如果患者的伤口红肿程度较重或持续时间较长，建议及时咨询医生。医生可能会建议患者进行一些检查，以确定红肿的原因，并采取相应的治疗措施。常见的治疗方法包括使用抗生素、进行物理治疗、调整用药等。

在处理踝关节镜术后伤口红肿的过程中，患者需要注意以下几点：

（1）遵循医生建议：患者需要遵循医生的建议，采取适当的措施来缓解红肿，并定期进行复查和检查。

（2）保持伤口清洁干燥：患者需要保持伤口的清洁和干燥，避免使用不洁的物品擦拭伤口，以免引起感染。

（3）避免剧烈活动：患者需要避免剧烈活动和过度运动，以免加重伤口的红肿和疼痛。

（4）观察伤口情况：患者需要注意观察伤口的情况，如红肿持续时间较长或出现其他症状，如疼痛、有分泌物等，应及时咨询医生。

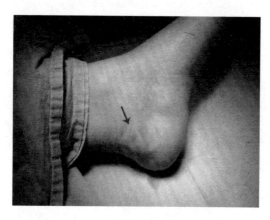

伤口红肿

总之，踝关节镜术后伤口红肿是一种常见的现象，但如果症状持续时间较长或程度较重，需要及时采取措施来缓解症状。在处理过程中，患者需要注意遵循医生的建议和使用适当的药物来缓解症状，同时也需要注意保持伤口的清洁和干燥，以保证伤口的愈合和恢复。

87 踝关节镜术后患肢肿胀怎么办?

踝关节镜术后，患者的患肢可能会出现肿胀的情况。下面将介绍踝关节镜术后患肢肿胀的处理方法。

踝关节镜术后患肢肿胀可能是手术过程中对踝关节软组织、血管和淋巴管的刺激与损伤引起的。这种情况通常会在手术后逐渐消失，但也有可能会持续一段时间。如果患者的患肢肿胀程度较轻，可以在医生的指导下进行适当的活动和锻炼，以促进血液循环和淋巴回流。同时，可以使用一些物理治疗方法和药物治疗来缓解肿胀和疼痛。

如果患者的肢体肿胀程度较重或持续时间较长，建议及时就医。医生可能会建议患者进行一些检查，以确定是否存在其他问题，如深静脉血栓、感染等。根据医生的建议，患者可能需要采取一些措施来缓解肿胀，如使用弹力袜、进行理疗、调整药物等。

在处理踝关节镜术后患肢肿胀的过程中，患者需要注意以下几点：

（1）避免自行处理：患者不能自行处理患肢肿胀，以免加重症状或引起其他问题。

（2）遵循医生建议：患者需要遵循医生的建议，采取适当的措施来缓解肿胀，并定期进行复查和检查。

（3）适当活动和休息：患者可以在医生的指导下进行适当的活动和休息，以促进血液循环和淋巴回流。

（4）观察患肢情况：患者需要注意观察患肢的情况，如肿胀持续时间较长或出现其他症状，如疼痛、肤色变化等，应及时咨询医生。

总之，踝关节镜术后患肢肿胀是一种常见的现象，但如果症状持续时间较长或程度较重，需要及时采取措施来缓解症状。在处理过程中，患者需要注意遵循医生的建议和使用适当的药物来缓解症状，同时也需要注意适当活动和休息，以保证身体的恢复和健康。

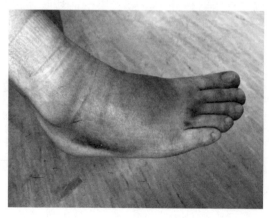

足踝部肿胀

88 踝关节镜术后头晕、恶心、呕吐怎么办？

踝关节镜术后出现头晕、恶心、呕吐等症状，可能是手术麻醉、药物不良反应、体位变化等多种原因引起的，应及时咨询医护人员。医护人员会对患者的症状进行评估，并采取相应的措施：

（1）休息：术后需要充分休息，避免过度劳累，以免加重症状。

（2）饮食调整：术后饮食应以清淡、易消化为主，避免油腻、辛辣等刺激性食物，以免加重胃肠道负担。

（3）药物治疗：医生可能会根据患者的症状，给予一些止吐、止晕、消炎等药物，以缓解症状。

（4）观察病情：医生会密切观察患者的病情变化，如果症状持续加重或出现其他异常症状，可能会进行进一步的检查和治疗。

在应对这些症状时，患者还需要注意以下几点：

（1）保持情绪稳定：术后患者容易出现焦虑、紧张等情绪，这些情绪可能会加重症状。因此，患者需要保持情绪稳定，积极配合医生的治疗。

（2）遵循医嘱：患者需要严格遵循医生的医嘱，按时服药、定期复查，以确保病情得到有效控制。

（3）避免剧烈运动：术后患者需要避免剧烈运动，以免加重症状或影响伤口愈合。

总之,踝关节镜手术后出现头晕、恶心、呕吐等症状是一种常见的术后反应。患者须及时咨询医护人员,并遵循医生的建议和治疗措施,以保证术后恢复顺利进行。

89 踝关节镜术后需要抬高患肢吗?

在踝关节镜手术后,通常建议抬高患肢。这是因为手术后踝关节会处于制动状态,如果长时间将患足下垂放松,可能会导致血液回流不畅,出现足踝甚至整个下肢的肿胀。抬高患肢后,有助于促进血液回流,减轻肿胀。

在抬高患肢时,患者可以选择平卧位,将患肢放在枕头上,使患肢高于心脏水平。这样有助于血液回流,减轻肿胀和疼痛。同时,患者还可以使用弹力绷带或弹力袜等辅助器具,以进一步促进血液回流,减轻肿胀。

除了抬高患肢外,患者还可以进行适当的活动和锻炼,以促进血液循环和淋巴回流。例如,可以进行轻微的踝关节屈伸运动、腿部肌肉收缩运动等。这些活动有助于预防深静脉血栓的形成,促进伤口愈合和恢复。

在抬高患肢和进行活动锻炼时,患者需要注意以下几点:

(1)遵循医生建议:患者需要遵循医生的建议,根据手术情况和恢复情况,合理安排抬高患肢和活动锻炼的时间和方式。

(2)避免剧烈运动:患者需要避免剧烈运动和过度活动,以免加重伤口肿胀和疼痛。

（3）观察患肢情况：患者需要注意观察患肢的情况，如出现持续加重的肿胀、疼痛、肤色变化等异常情况，应及时咨询医生。

总之，踝关节镜术后抬高患肢有助于促进血液回流，减轻肿胀和疼痛。患者可以根据医生建议合理安排抬高患肢，以及活动锻炼的时间和方式，并注意观察患肢情况，以保证术后恢复顺利进行。

90 踝关节镜术后需要冰敷吗?

踝关节镜手术后，通常建议进行冰敷。冰敷是一种有效的术后缓解疼痛的方法，可以帮助减轻踝关节周围的炎症反应和肿胀，从而减轻疼痛。

在手术后，医生通常会建议患者使用冰袋进行冰敷。冰袋可以使用干毛巾包裹，放在踝关节周围，每次冰敷时间为 20～30 分钟，每天可以重复多次。冰敷可以有效地收缩局部血管，减轻炎症反应，缓解疼痛和肿胀。

除了冰敷外，患者还可以采取其他措施来缓解术后疼痛和肿胀。例如，可以抬高患肢以促进血液回流，减轻肿胀；使用弹力绷带或弹力袜等辅助器具来促进血液回流；进行适当的踝关节屈伸运动和腿部肌肉收缩运动，以促进血液循环和淋巴回流。

在进行冰敷和其他缓解疼痛的措施时，患者需要注意以下几点：

（1）遵循医生建议：患者需要遵循医生的建议，合理安排冰敷和其他缓解疼痛的措施的时间和方式。

（2）控制冰敷温度：患者需要注意控制冰敷的温度，不要将冰袋直接放在皮肤上，以免冻伤皮肤。

（3）观察患肢情况：患者需要注意观察患肢的情况，如出现持续加重的肿胀、疼痛、肤色变化等异常情况，应及时咨询医生。

总之，踝关节镜手术后进行冰敷是一种有效的缓解疼痛的方法。患者可以根据医生建议合理安排冰敷，以及其他缓解疼痛的措施的时间和方式，并注意控制冰敷温度和观察患肢情况，以保证术后恢复顺利进行。

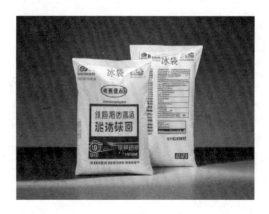

冰袋

91 踝关节镜术后需要石膏或支具外固定吗？

踝关节镜术后是否需要石膏或支具外固定，取决于患者的具体情况和手术方式。一般来说，如果手术中没有进行关节固定或修复韧带等操作，就不需要外固定。但是，如果手术中需要进行关节固定或修复韧带等操作，那么就需要石膏或支具外固定来保证手术效果和患者的安全。

石膏固定的主要目的是为了固定踝关节，防止关节活动影响手术效果。同时，石膏固定还可以减轻疼痛和肿胀，促进伤口愈合和恢复。但是，石膏固定也存在一些缺点，如可能会影响患者的活动和日常生活，还可能会引起皮肤瘙痒等问题。而支具外固定则可以避免上述问题，因此，大多数患者更青睐于术后支具外固定。

92 踝关节镜术后需要抗凝治疗吗？

踝关节镜术后是否需要抗凝治疗，取决于患者的具体情况和手术方式。抗凝治疗的主要目的是预防深静脉血栓的形成，以减少术后并发症和促进患者康复。

在踝关节镜术后，患者的活动量会减少，这可能导致血液流速减慢，增加深静脉血栓形成的风险。因此，对于一些高风险患者,如患者年龄较大、长期卧床休息、存在血管疾病等,医生可能会建议进行抗凝治疗。

抗凝药物的选择和给药方式会根据患者的具体情况而定。一般来说,常用的抗凝药物包括低分子量肝素、华法林等。在给药方式上,可以选择口服、皮下注射或静脉注射。

在进行抗凝治疗期间,患者需要注意以下几点:

(1)遵循医生建议:患者需要遵循医生的建议,按照规定的时间和方式进行抗凝治疗,不要自行调整或停药。

(2)注意观察出血情况:抗凝治疗可能会导致出血,因此患者需要注意观察是否有出血情况,如牙龈出血、皮肤瘀斑等。如有异常出血情况,应及时咨询医生。

(3)避免过度活动:患者在进行抗凝治疗期间应避免过度活动,以免加重出血风险。

(4)注意饮食调整:患者需要注意饮食调整,避免摄入过多高脂、高糖、高盐的食物,以减少血栓形成的风险。

总之,踝关节镜术后是否需要抗凝治疗取决于患者的具体情况和手术方式。患者需要根据医生的建议进行治疗,注意观察出血情况,以保证术后恢复顺利进行。

93 踝关节镜术后需要加压包扎吗?

在踝关节镜手术后,通常需要进行加压包扎,以减少术后出血和肿胀,促进伤口愈合和恢复。加压包扎可以通过施加适当的压力,减少静脉回流和淋巴回流,从而减轻肿胀和疼痛。

在手术后,医生会根据患者的具体情况选择合适的加压包扎方法和材料。一般来说,加压包扎可以使用弹性绷带、纱布绷带等材料,对踝关节进行环绕式包扎。在加压包扎时,需要注意以下几点:

(1)遵循医生建议:患者需要遵循医生的建议,按照规定的时间和方式进行加压包扎,不要自行调整或拆除加压包扎。

(2)控制压力适当:加压包扎的压力要适当,不能过紧或过松。过紧可能会导致血液循环不畅,过松则可能起不到加压效果。因此,患者需要根据医生指导进行加压包扎。

(3)注意观察患肢情况:患者需要注意观察患肢的情况,如出现疼痛、肿胀、肤色变化等异常情况,应及时咨询医生。

(4)避免潮湿和污染:加压包扎的绷带和纱布需要保持干燥和清洁,避免潮湿和污染。在洗澡或洗脚时,可以使用防水材料保护加压包扎部位。

总之,踝关节镜术后需要进行加压包扎,以减少术后出血和肿胀,促进伤口愈合和恢复。患者需要注意观察患肢情况,以保证术后恢复顺利进行。

94 怎样判断踝关节镜术后伤口的愈合情况是否良好?

在踝关节镜手术后,判断伤口的愈合情况是否良好需要从多个方面进行观察和评估。以下是一些建议，有助于判断踝关节镜术后伤口是否愈合良好：

（1）观察伤口愈合情况：术后伤口愈合需要一定的时间，一般需要 10～14 天。在此期间，需要保持伤口干燥、清洁，避免感染。检查伤口愈合情况，包括察看伤口是否有红肿、疼痛、渗液、裂开等现象。如果发现有异常情况，应及时咨询医生。

（2）注意疼痛和肿胀情况：踝关节镜术后，会有一定程度的疼痛和肿胀。但是，如果疼痛和肿胀持续加重或长时间不缓解，可能是伤口感染或其他问题。需要向医生咨询并接受进一步检查和治疗。

（3）了解自身身体状况：术后需要了解自己的身体状况，包括体温、脉搏、血压等指标。如果出现发热、寒战、脉搏加快等异常症状，可能是伤口感染或其他问题，需要及时咨询医生。

（4）按照医生建议进行复查：术后需要按照医生建议进行定期复查，包括伤口愈合情况、疼痛和肿胀情况等。在复查时，需要向医生详细描述自己的症状和感受，以便医生做出准确的诊断和治疗。

总之，踝关节镜术后判断伤口是否愈合良好需要从多个方面进行观察和评估。在术后恢复期间，需要保持伤口干燥、清洁，注意疼痛和肿胀情况，了解自身身体状况，并按照医生建议进行定期复查。如果发现有异常情况或症状加重，应及时咨询医生并接受进一步检查和治疗。

第八篇
踝关节镜手术的并发症

95 踝关节镜手术会引起伤口感染吗？

踝关节镜手术是一种微创手术，用于治疗踝关节内的病变。虽然踝关节镜手术是一种相对安全的手术，但任何手术都存在一定的风险，其中包括伤口感染。下面将详细介绍踝关节镜手术后引起伤口感染的风险、预防措施及处理方法。

（1）感染风险：踝关节镜手术的感染风险较低，但仍然有可能发生。感染通常发生在术后 2 周内，表现为伤口红肿、疼痛、有分泌物等。感染的发生可能与患者的自身免疫力、手术操作、术后护理等因素有关。

（2）预防措施：为了降低感染风险，可以采取以下预防措施。

术前准备：术前进行全面的身体检查和评估，排除感染性疾病和其他全身性疾病。保持良好的个人卫生习惯，如勤洗手、剪指甲等。

术中防护：在手术过程中，医生需要严格遵守无菌操作原则，包括洗手、穿无菌手术衣、戴无菌手套等。同时，手术室也需要进行严格的消毒和清洁。

术后护理：术后保持伤口干燥、清洁，避免潮湿和污染。避免在伤口周围使用化妆品或者进行其他可能污染伤口的操作。定期更换敷料和绷带，遵循医生的建议进行伤口护理。

（3）处理方法：如果发生伤口感染，需要及时采取以下处理方法。

局部处理：保持伤口清洁干燥，定期更换敷料和绷带。使用适当的抗生素药膏或口服抗生素药物进行抗感染治疗。

全身治疗：如果感染较严重或伴有全身症状，如发热、寒战等，需要进行全身治疗，包括抗生素静脉滴注等。

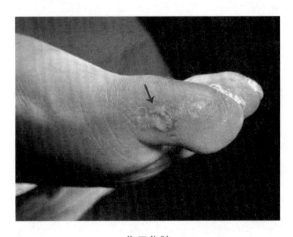

伤口化脓

96 踝关节镜手术会损伤血管吗？

踝关节镜手术可能损伤血管。在踝关节镜手术中，医生通常会使用局部麻醉或全身麻醉,以便患者在手术过程中保持无痛和放松。然而,在手术过程中,特别是在进行深部操作时,如修复韧带或去除骨赘等,可能会涉及血管。如果手术操作不当或仪器使用不当,可能会造成血管损伤,如出血、血肿等。

为了降低血管损伤的风险,医生需要接受专业的培训和熟练掌握手术技巧。在手术过程中,医生需要严格遵守无菌操作原则和手术规范,避免粗暴操作和过度使用仪器。同时,在手术后,医生会密切观察患者的病情和伤口情况,及时发现和处理任何可能的血管损伤。

如果发生血管损伤,需要及时采取以下处理方法:

(1)局部压迫:对于小血管损伤,可以使用纱布或止血带进行局部压迫,以减少出血和肿胀。

(2)手术修复:对于较大的血管损伤,需要进行手术修复,以避免出血过多或造成其他并发症。

(3)药物治疗:使用适当的抗生素和其他药物进行治疗,以预防感染和其他并发症的发生。

总之,踝关节镜手术中存在损伤血管的风险,但医生会采取适当的措施来降低风险。如果发生血管损伤,需要及时采取正确的处理方法,以避免并发症的发生。在进行手术前,患者也需要了解手术风险和做好心理准备,以便更好地配合医生进行治疗。

97 踝关节镜手术会损伤神经吗?

踝关节镜手术可能损伤神经。在踝关节镜手术中,医生通常会使用局部麻醉或全身麻醉,以便患者在手术过程中保持无痛和放松。然而,在手术过程中,特别是在进行深部操作时,如修复韧带或去除骨赘等,可能会涉及神经。如果手术操作不当或仪器使用不当,可能会造成神经损伤,如感觉异常、运动障碍等。

为了降低神经损伤的风险,医生需要接受专业的培训和熟练掌握手术技巧。在手术过程中,医生需要严格遵守无菌操作原则和手术规范,避免粗暴操作和过度使用仪器。同时,在手术后,医生会密切观察患者的病情和伤口情况,及时发现和处理任何可能的神经损伤。

如果发生神经损伤,需要及时采取以下处理方法:

(1)观察和保守治疗:对于轻微的神经损伤,可以采取观察和保守治疗的方法,如使用药物、物理治疗等。

(2)手术治疗:对于严重的神经损伤,需要进行手术治疗,以修复受损的神经。

(3)康复治疗:在神经损伤恢复过程中,需要进行康复治疗,以促进神经再生和恢复功能。

总之,踝关节镜手术中存在损伤神经的风险,但医生会采取适当的措施来降低风险。如果发生神经损伤,需要及时采取正确的处理方法,以避免并发症的发生。在进行手术前,患者也需要了解手术风险和做好心理准备，以便更好地配合医生进行治疗。

98 踝关节镜手术会损伤肌腱吗?

踝关节镜手术有可能损伤肌腱。在踝关节镜手术中，肌腱是经常被涉及的重要结构之一。肌腱是连接骨骼和肌肉的结缔组织，负责将肌肉的收缩力传递到骨骼上，协助完成运动动作。如果手术操作不当或仪器使用不当，可能会造成肌腱损伤，如部分断裂或完全断裂。

为了降低肌腱损伤的风险，医生需要接受专业的培训和熟练掌握手术技巧。在手术过程中，医生需要严格遵守无菌操作原则和手术规范，避免粗暴操作和过度使用仪器。同时，在手术后，医生会密切观察患者的病情和伤口情况，及时发现和处理任何可能的肌腱损伤。

如果发生肌腱损伤，需要及时采取以下处理方法:

（1）保守治疗:对于轻微的肌腱损伤，可以采取保守治疗的方法，如休息、冰敷、压迫和抬高等。

（2）手术治疗:对于严重的肌腱损伤，需要进行手术治疗，以修复受损的肌腱。

（3）康复治疗:在肌腱损伤恢复过程中，需要进行康复治疗，以促进肌腱愈合和恢复功能。

总之，踝关节镜手术中存在损伤肌腱的风险，但医生会采取适当的措施来降低风险。如果发生肌腱损伤，需要及时采取正确的处理方法，以避免并发症的发生。在进行手术前，患者也需要了解手术风险和做好心理准备，以便更好地配合医生进行治疗。

99 踝关节镜手术会引起患肢肿胀吗？

在踝关节镜手术后，患肢可能会出现不同程度的肿胀。这是因为在手术过程中，医生会对踝关节进行操作，如切割、修复、去除等，这些操作会引起周围软组织的损伤和炎症反应。炎症反应会导致液体渗出，从而引起患肢肿胀。此外，手术后局部血液回流不畅、淋巴回流障碍等原因也可能导致患肢肿胀。

为了减轻患肢肿胀，可以采取以下措施：

（1）冰敷：手术后立即对患肢进行冰敷，可以有效地减少局部炎症反应和疼痛，有助于减轻肿胀。

（2）抬高患肢：将患肢抬高，以利于血液和淋巴液回流，减轻肿胀。

（3）压迫包扎：使用弹性绷带或纱布对患肢进行压迫包扎，可以减少渗出和肿胀。

（4）药物治疗：医生可能会开具一些抗炎、消肿的药物，以帮助减轻患肢肿胀。

如果患肢肿胀严重或持续时间较长，可能是由于其他原因引起的，如感染、深静脉血栓等。因此，在手术后，患者需要密切观察患肢的情况,有异常症状及时咨询医生。

总之,踝关节镜手术后会引起患肢肿胀,但可以通过冰敷、抬高患肢、压迫包扎、药物治疗等方法进行缓解。如果症状持续加重或出现其他异常症状,需要及时就医。

100 踝关节镜手术会引起出血吗?

在踝关节镜手术中,出血是可能发生的风险之一。踝关节内有许多血管和毛细血管,手术过程中可能会损伤这些血管,导致出血。此外,手术过程中使用的医疗器械也可能导致出血。如果出血量较大,可能会影响手术视野,增加手术难度和风险,甚至可能导致术后血肿等并发症。

为了降低出血的风险,医生在手术前会进行全面的评估和检查,了解患者的身体状况和踝关节病变情况。在手术过程中,医生会使用局部麻醉或全身麻醉,以减轻患者疼痛和紧张情绪,同时也会严格遵守无菌操作原则和手术规范,避免粗暴操作和过度使用仪器。在手术后,医生会密切观察患者的病情和伤口情况,及时发现和处理任何可能的出血情况。

如果发生出血,需要及时采取以下处理方法:

(1)局部压迫:对于小量出血,可以使用纱布或止血带进行局部压迫,以减少出血。

(2)药物治疗:使用适当的药物,如止血药、消炎药等,以预防感染和其他并发症的发生。

（3）手术治疗：对于严重的出血，需要进行手术治疗，以修复受损的血管和止血。

总之，踝关节镜手术中存在出血的风险，但医生会采取适当的措施来降低风险。如果发生出血，需要及时采取正确的处理方法，以避免并发症的发生。在进行手术前，患者也需要了解手术风险和做好心理准备，以便更好地配合医生进行治疗。

101 踝关节镜手术会留疤吗？

踝关节镜手术可能会留疤。在踝关节镜手术中，瘢痕的形成主要取决于患者的体质和手术方式。对于大部分患者来说，踝关节镜手术是一种微创手术，手术切口较小，愈合较快，留下瘢痕的可能性较小。但是，对于一些瘢痕体质的患者来说，即使手术切口较小，也可能会留下明显的瘢痕。此外，如果手术中使用了缝合线或螺钉等医疗器械，也可能会留下瘢痕。

为了减少瘢痕的形成，医生在手术过程中会尽量减少切口的长度和深度，使用细小的缝合线和螺钉等医疗器械。同时，在术后，医生会指导患者进行正确的护理和保养，如使用抗生素药膏、避免剧烈运动等，避免感染和刺激伤口，从而减少瘢痕的形成。

如果不可避免地留下了瘢痕，也不用过于担心。在医生的指导下，可以采取一些措施来减轻瘢痕的症状，如使用祛疤药膏、进行物理治疗等。同时，在日常生活中，需要注意避免暴晒、摩擦、刺激等不良因素，以避免加重瘢痕的症状。

总之，踝关节镜手术可能会留下瘢痕，但医生会采取适当的措施来减少瘢痕的形成。如果留下了瘢痕，可以采取一些治疗措施来减轻症状。在进行手术前，患者也需要了解手术风险和做好心理准备，以便更好地配合医生进行治疗。

102 踝关节镜手术会引起关节僵硬吗？

踝关节镜手术虽然是一种微创手术，但仍有引起关节僵硬的可能性。

在踝关节镜手术后，关节僵硬可能是多种原因引起的。首先，手术本身会引起周围软组织的损伤和炎症反应，这些损伤和炎症可能会导致关节僵硬。其次，手术后患者可能需要进行固定或制动，以促进伤口愈合和恢复。然而，长时间固定或制动可能会导致关节僵硬。此外，如果手术中医生操作不当或患者自身条件较差，也可能导致关节僵硬。

为了预防关节僵硬的发生，医生在术后会指导患者进行早期功能锻炼和康复治疗。早期功能锻炼可以促进血液循环、减轻炎症反应、防止粘连形成，从而有助于预防关节僵硬。同时，康复治疗也可以帮助患者逐渐恢复关节功能，提高关节灵活性和稳定性。

如果关节僵硬已经发生，可以采取一些治疗措施来缓解症状。首先,患者需要遵循医生的建议,进行适当的物理治疗和康复训练,以促进关节功能的恢复。其次,如果需要,医生可能会开具一些药物,如消炎止痛药、抗粘连药等,以帮助缓解症状。

总之,踝关节镜手术可能会引起关节僵硬,但通过早期功能锻炼和康复治疗可以降低其发生风险。如果关节僵硬已经发生,可以采取一些治疗措施来缓解症状。在进行手术前,患者也需要了解手术风险和做好心理准备,以便更好地配合医生进行治疗。

103 踝关节镜手术会引起肌肉萎缩吗?

踝关节镜手术可能引起肌肉萎缩。在踝关节镜手术后,肌肉萎缩可能是多种原因引起的。首先,手术本身会引起周围软组织的损伤和炎症反应,这些损伤和炎症可能会导致肌肉萎缩。其次,手术后患者可能需要进行固定或制动,以促进伤口愈合和恢复。然而,长时间固定或制动可能会导致肌肉萎缩。此外,如果手术中医生操作不当或患者自身条件较差,也可能导致肌肉萎缩。

为了防止肌肉萎缩的发生,医生在手术后会指导患者进行早期功能锻炼和康复治疗。早期功能锻炼可以促进血液循环、减轻炎症反应、防止粘连形成,从而有助于预防肌肉萎缩。同时,康复治疗也可以帮助患者逐渐恢复关节功能和肌肉力量。

如果肌肉萎缩已经发生,可以采取一些治疗措施来缓解症状。首先,患者需要遵循医生的建议,进行适当的物理治疗和康复训练,以促进肌肉功能的恢复。其次,如果需要,医生可能会开具一些药物,如神经营养药等,以帮助缓解症状。

总之,踝关节镜手术可能会引起肌肉萎缩,但通过早期功能锻炼和康复治疗可以降低其发生风险。如果肌肉萎缩已经发生,可以采取一些治疗措施来缓解症状。在进行手术前,患者也需要了解手术风险和做好心理准备,以便更好地配合医生进行治疗。

104 踝关节镜手术会引起骨或软骨损伤吗?

踝关节镜手术可能引起骨或软骨损伤。在踝关节镜手术后,骨或软骨损伤可能是多种原因引起的。首先,手术本身可能会对踝关节周围的骨或软骨造成一定的损伤。例如,手术过程中医生可能会使用钻头、刮匙等工具进行骨膜、骨质的去除,这些操作可能会导致骨折或软骨损伤。其次,手术后患者可能需要进行固定或制动,以促进伤口愈合和恢复。然而,长时间固定或制动可能会导致骨质疏松,进而易发生骨折。

为了预防骨或软骨损伤的发生,医生在手术前会进行全面的评估和检查,了解患者的身体状况和踝关节病变情况。在手术过程中,医生会使用局部麻醉或全身麻醉,以减轻患者疼痛,缓解患者紧张情绪,同时也会严格遵守无菌操作原则和手术规范,避免粗暴操作和过度使用仪器。在手术后,医生会指导患者进行早期的功能锻炼和康复治疗,以促进血液循环、减轻炎症反应、防止骨质疏松的发生。

105 踝关节镜手术会引起药物过敏反应吗？

虽然踝关节镜手术是一种相对安全的手术，但任何手术都存在一定的风险，其中包括药物过敏反应的可能性。

在踝关节镜手术后，药物过敏反应可能是多种原因引起的。首先，手术过程中医生可能会使用抗生素、麻醉药、止痛药等药物治疗，这些药物可能会引起过敏反应。其次，如果患者是过敏体质或存在药物过敏史，也可能对某些药物产生过敏反应。

为了预防药物过敏反应的发生，医生在手术前会进行全面的评估和检查，了解患者的身体状况和药物过敏史。在手术过程中，医生会尽量避免使用可能引起过敏的药物，并严格遵守无菌操作原则和手术规范。此外，医生还可能会采取一些预防措施，如术前皮肤试验、术中监测生命体征等，以降低药物过敏反应的发生风险。

如果药物过敏反应已经发生，可以采取一些治疗措施来缓解症状。首先，患者需要遵循医生的建议，停止使用可能引起过敏的药物，并接受抗过敏治疗。其次，如果症状严重或持续时间较长，医生可能会开具一些药物，如抗组胺药、类固醇等，以帮助缓解症状。

总之，踝关节镜手术可能会引起药物过敏反应，但通过医生的评估和操作，以及采取预防措施可以降低其发生风险。如果药物过敏反应已经发生，可以采取一些治疗措施来缓解症状。

第九篇
踝关节镜康复及随访

106 踝关节镜术后邻近关节可以动吗？

踝关节镜术后，邻近关节如髋、膝、足趾关节是可以活动，但需要根据具体情况进行判断。

踝关节镜手术是一种微创手术，主要用于治疗踝关节内的病变，如关节炎、软骨及韧带损伤等。手术过程中，医生会使用关节镜和其他医疗器械对踝关节进行内窥镜下的检查和治疗。由于手术部位在踝关节，因此术后一般不会对邻近关节的活动造成直接影响。

然而，在踝关节镜手术后，由于疼痛、肿胀和炎症等因素的影响，患者的活动能力可能会受到一定程度的限制。在手术后的一段时间内，患者可能需要限制活动量，以促进伤口的愈合和恢复。在此期间，患者可以进行适当的邻近关节活动，但需要注意活动强度和时间，避免过度用力或过度伸展。

此外，如果患者的踝关节病变较为严重，可能会涉及周围关节的联动问题。在这种情况下，患者需要根据医生的建议进行适当的邻近关节的功能锻炼。

需要注意的是，每个人的身体状况和恢复情况都不同，因此在进行踝关节镜手术后,患者需要根据自己的实际情况进行适当的活动和康复训练。在活动过程中,如果出现任何不适或疼痛加剧等情况,应该及时停止活动并咨询医生。

107 踝关节镜术后可以下地走路吗?

踝关节镜术后,一般情况下患者需要休息 1～2 周才可以下地走路。具体时间需要根据患者的病情、身体恢复情况等因素进行综合判断。

踝关节镜手术是一种微创手术,主要用于治疗踝关节软骨损伤、踝关节骨关节炎、踝关节内游离体等疾病。如果患者的病情比较轻微,术后身体恢复比较好,一般在 1 周左右就可以下地走路。如果患者的病情比较严重,术后身体恢复比较慢,可能需要 2 周左右才可以下地走路。

在踝关节镜手术后,患者应该多休息,避免剧烈活动,同时遵循医生的建议进行适当的康复训练。如果患者对恢复情况有任何疑问或担忧,应该及时向医生咨询。

108 踝关节镜术后需要使用拐杖吗?

踝关节镜术后,患者通常需要使用拐杖来辅助行走一段时间。

踝关节镜手术是一种微创手术，用于治疗踝关节内的病变，如关节炎、软骨损伤等。手术后，患者的踝关节需要一定的时间来恢复，这段时间内患者需要避免剧烈活动，以促进伤口的愈合和恢复。

踝关节镜术后，患者需要使用拐杖来减轻踝关节的负重，避免手术部位的过度活动和刺激，有助于伤口的愈合和恢复。同时，使用拐杖还可以提供一定的支撑作用，让患者感到更加稳定和安全，有助于减轻疼痛和不适感。

需要注意的是，使用拐杖的时间和方式应该根据患者的具体情况而定。一般来说，如果患者手术前能够正常行走，手术后也没有出现严重的疼痛和肿胀等情况，那么使用拐杖的时间可能会比较短。但如果患者的踝关节病变比较严重，或者手术后出现了一些并发症，那么使用拐杖的时间可能会适当延长。

另外，患者在使用拐杖时需要注意安全。在行走时要注意保持平衡，避免摔倒或受伤。同时，也要注意拐杖的支撑力要足够，避免因支撑力不足而导致意外发生。

总之，踝关节镜手术后患者需要使用拐杖来辅助行走一段时间，以促进伤口的愈合和恢复。但具体使用时间应该根据患者的具体情况而定，同时需要注意安全。如果患者对恢复情况有任何疑问或担忧，应该及时向医生咨询。

109 踝关节镜术后如何进行肌力训练？

踝关节镜术后进行肌力训练需要循序渐进，以下是一些常见的训练方法及注意事项：

（1）早期（术后 1～2 周）

等长收缩训练：在不活动关节的情况下，进行肌肉的收缩和放松。例如，坐着或躺着，用力收缩小腿肌肉，保持 5～10 秒，然后放松，重复多次。

直腿抬高：平躺在床上，伸直患肢，缓慢抬高腿部，离床面约 30°，保持 10～15 秒，然后放下，重复进行。

（2）中期（术后 3～6 周）

抗阻训练：可以使用弹性带或轻量级的哑铃，进行踝关节的屈伸、内外翻等抗阻练习。

踮脚尖练习：双脚与肩同宽，缓慢踮起脚尖，将身体向上抬起，保持 5 秒，然后缓慢放下，重复多次。

（3）后期（术后 6 周以后）

单腿站立平衡训练：单脚站立，保持身体平衡，逐渐增加站立时间。

上下楼梯训练：在安全的情况下，进行上下楼梯的练习，增强踝关节周围肌肉的力量和协调性。

在进行肌力训练时，要注意以下几点：

（1）遵循医生的建议和康复计划，不要过早进行高强度的训练。

（2）训练前要进行适当的热身活动。

（3）训练过程中如果出现疼痛或不适，应立即停止，并咨询医生。

（4）逐渐增加训练的强度和难度，但要避免过度疲劳。

110 踝关节镜术后如何进行踝关节活动度训练？

踝关节镜手术后，进行适当的踝关节活动度训练对于促进患者的康复和恢复关节功能非常重要。以下是一些适合踝关节镜术后患者的踝关节活动度训练方法。

（1）被动踝关节活动度训练：可以让患者坐在椅子上，将其受伤的脚放在地上，然后慢慢地将脚向左右两侧移动，再慢慢将脚收回原位，每天重复 10～20 次。

（2）主动踝关节活动度训练：患者可以坐在床上，将受伤的脚放在地上，然后用自己的力量将脚向左右两侧移动，再慢慢将脚收回原位，每天重复 20～30 次。

在进行踝关节活动度训练时，需要注意以下几点：① 训练强度要适中，不要过度劳累；② 训练次数和频率要根据医生的建议进行安排；③ 在训练前和训练后要进行适当的热身和放松运动。

在训练过程中，如果感到疼痛或不适，要立即停止训练并咨询医生。

总之,适当的踝关节活动度训练有助于踝关节镜手术后的康复和恢复关节功能。患者可以根据医生的建议进行适当的踝关节活动度训练,以达到最佳的康复效果。

踝关节镜术后如何进行踝关节本体感觉训练?

踝关节镜术后,进行适当的踝关节本体感觉训练对于促进患者的康复和恢复关节稳定性非常重要。以下是一些适合踝关节镜术后患者的踝关节本体感觉训练方法。

(1)睁眼训练:患者可以站在平地上,将受伤的脚放在另一只脚的旁边,然后慢慢地将身体重心转移到受伤的脚上,再慢慢将身体重心转移到另一只脚上,如此反复进行,每天重复20～30次。

(2)闭眼训练:患者可以站在平地上,将受伤的脚放在另一只脚的旁边,然后闭上眼睛,将身体重心转移到受伤的脚上,再慢慢将身体重心转移到另一只脚上,如此反复进行,每天重复10～20次。

(3)固定训练:患者可以站在固定的物体上,将受伤的脚放在地面上,然后慢慢地将身体重心转移到受伤的脚上,再慢慢将身体重心转移到另一只脚上,如此反复进行,每天重复10～20次。

(4)平衡训练:患者可以站在平衡垫或软垫上,用受伤的脚进行站立和保持平衡的训练,每次训练持续 2～3 分钟,每天重复 3～5 次,有助于提高踝关节的稳定性和本体感觉。

(5)弹力带训练:患者可以将弹力带绑在受伤的脚上,然后进行踝关节的屈伸和内外翻运动,每次训练持续 10～15 分钟,每天重复 2～3 次,有助于增强踝关节周围肌肉的力量和本体感觉。

(6)球类运动:患者可以进行一些球类运动,如踩球、控球等,这些运动可以锻炼踝关节的灵活性和稳定性,每次训练持续 10～15 分钟,每天重复 2～3 次。

在进行踝关节本体感觉训练时,需要注意以下几点:① 训练强度要适中,不要过度劳累;② 训练次数和频率要根据医生的建议进行安排;③ 在训练前和训练后要进行适当的热身和放松运动;④ 如果感到疼痛或不适,要立即停止训练并咨询医生。

总之,适当的踝关节本体感觉训练有助于踝关节镜手术后的康复和恢复关节稳定性。患者可以根据医生的建议进行适当的踝关节本体感觉训练,以达到最佳的康复效果。

112 踝关节镜术后康复锻炼需要特殊设备辅助吗?

踝关节镜手术后,康复锻炼是促进患者恢复的重要环节。在康复锻炼的过程中,患者通常需要使用一些特殊的设备来辅助康复锻炼,以便更好地恢复关节功能。以下是一些常见的踝关节镜术后康复锻炼所需特殊设备及其作用:

（1）踝关节支具：踝关节支具是一种用于固定踝关节的装置，可以帮助患者在进行康复锻炼时保护踝关节，防止其过度活动或受到外力伤害。同时，踝关节支具还可以提供一定的支撑力，帮助患者进行负重行走和活动。

（2）弹力绷带：弹力绷带是一种具有弹性的绷带，可以用于包扎踝关节，提供额外的稳定性和支撑力。在康复锻炼中，患者可以将弹力绷带绕在踝关节周围，进行一些简单的肌肉锻炼和活动。

（3）平衡垫：平衡垫是一种用于训练平衡感的设备，可以帮助患者在进行站立和行走时提高平衡能力。在康复锻炼中，患者可以在平衡垫上进行站立和行走练习，以帮助恢复踝关节的平衡感觉和稳定性。

（4）肌肉电刺激仪：肌肉电刺激仪是一种通过电刺激使肌肉收缩的设备，可以帮助患者在进行康复锻炼时增强肌肉力量和活动能力。在康复锻炼中，患者可以将电极贴在踝关节周围的肌肉上，通过电刺激使肌肉收缩，从而帮助恢复踝关节的运动功能。

总之，在踝关节镜术后的康复锻炼中，使用一些特殊设备可以帮助患者更好地恢复关节功能和稳定性。但是，具体使用哪些设备需要根据患者的具体情况和医生的建议来确定。同时，在使用这些设备时，患者需要注意正确的使用方法和注意事项，以避免不必要的伤害和风险。

113 踝关节镜术后需要复诊吗?

踝关节镜术后是需要复诊的。踝关节镜手术虽然是一种微创手术,但仍然需要术后的恢复和随访观察。复诊对于手术效果的评估、并发症的预防以及康复指导都具有重要意义。

首先,通过复诊,医生可以评估患者的恢复情况。他们会检查伤口愈合情况,观察是否有感染、出血或其他异常情况。同时,医生还会评估关节的活动度和稳定性,以确保手术效果良好。

其次,复诊有助于预防和发现并发症。虽然踝关节镜手术是一种相对安全的手术,但仍有可能出现一些并发症,如关节感染、血栓形成等。通过定期复诊,医生可以及时发现并处理这些问题,确保患者的安全和健康。

最后,复诊还为患者提供康复指导。医生会根据患者的恢复情况,给予针对性的康复建议和指导。他们会告诉患者如何进行康复训练,如何逐步恢复正常活动,以及需要注意的事项。这些指导对于患者的康复和预后都至关重要。

总之,踝关节镜术后复诊是非常必要的。患者应该按照医生的建议,按时进行复诊,以便及时评估恢复情况、预防并发症,并获得正确的康复指导。通过复诊,患者可以更好地了解自己的病情,积极配合医生的治疗和建议,促进康复和恢复正常生活。

114 踝关节镜术后需要换药吗?

踝关节镜手术后,通常需要定期进行换药。换药是为了保持手术切口的清洁和干燥,预防感染和促进愈合。以下将详细介绍踝关节镜术后换药的必要性、换药的时间和注意事项。

首先,踝关节镜手术后,医生会为患者进行切口的缝合和包扎。为了保持切口的清洁和干燥,需要定期进行换药。换药可以减少细菌在切口处的滋生,预防感染的发生。如果切口出现感染,可能会导致疼痛、肿胀、发热等症状,严重时甚至需要再次手术治疗。因此,定期进行换药是非常重要的。

其次,踝关节镜术后换药的时间通常是在手术后2～3天进行第一次换药,然后根据切口的愈合情况每隔1～2天进行一次换药。这样可以及时观察切口的愈合情况,发现并处理可能出现的问题。如果切口出现红肿、疼痛、渗液等情况,需要及时就医并进行相应的处理。

在进行换药时,需要注意以下几点:① 保持双手清洁,穿戴手套或洗手消毒;② 准备必要的换药物品,如碘伏、无菌纱布、棉签等;③ 打开切口敷料,观察切口的愈合情况,注意是否有渗液、红肿、疼痛等情况;④ 用碘伏对切口周围皮肤进行消毒,然后更换无菌纱布。

如果出现渗液、红肿、疼痛等情况,需要及时咨询医生并进行相应的处理。

总之,踝关节镜术后需要定期换药,以保持切口的清洁和干燥,预防感染和促进愈合。在换药过程中要注意遵守医生的建议和指导,及时发现并处理问题,促进切口的愈合和恢复。

115 踝关节镜术后打了石膏多久可以拆?

踝关节镜手术后,通常需要使用石膏固定踝关节,以帮助恢复关节的稳定性和促进愈合。那么,踝关节镜术后石膏多久可以拆呢?

踝关节镜手术后使用石膏固定的目的是保护踝关节,防止关节活动引起疼痛和出血,促进关节愈合。同时,石膏固定还可以提供一定的支撑力,帮助患者进行负重行走和活动。因此,石膏固定需要一定的时间,拆除石膏的具体时间需要根据患者的具体情况和医生的建议来确定。

一般来说,踝关节镜手术后石膏固定的时间在 2~4 周。固定期间,患者需要注意以下几点:① 保持石膏干燥和清洁,避免潮湿和污染;② 避免剧烈运动和活动,以免引起疼痛和出血;③ 定期到医院进行复查和换药,观察切口的愈合情况和石膏固定是否合适。

在石膏固定期间,患者可以进行一些简单的肌肉锻炼和活动,以防止肌肉萎缩和僵硬。但是,这些活动需要在医生的指导下进行,避免过度活动导致损伤。

当医生认为石膏固定已经不再需要时,会进行拆石膏的检查和评估。一般来说,拆石膏的时间在手术后 1～2 个月。在拆石膏前,患者需要到医院进行相关的检查和评估,如 X 线、MRI 检查等。如果检查结果显示踝关节愈合良好,没有明显的疼痛和肿胀等症状,可以拆除石膏。

总之,踝关节镜术后石膏固定的时间需要根据患者的具体情况和医生的建议来确定。当医生认为拆石膏的时机成熟时,会进行相关的检查和评估,然后为患者拆除石膏。

116 踝关节镜术后需要加强营养吗?

踝关节镜术后,患者在康复过程中确实需要加强营养。

首先,踝关节镜手术后,患者需要足够的热量和营养物质来支持身体的恢复。这是因为手术是一种创伤性的经历,会对身体造成一定的消耗和损伤。如果患者缺乏营养,身体就无法有效地修复受损的组织和促进愈合。

其次,营养物质对于踝关节镜术后的康复也有着重要的作用。例如,蛋白质是构成人体组织的基本物质,对于术后患者的肌肉、韧带和骨组织的修复和再生都非常重要。维生素 C 可以促进胶原蛋白的合成,有助于伤口愈合和组织修复。同时,适量的碳水化合物可以提供足够的能量,帮助患者进行术后锻炼和康复。

因此,踝关节镜术后患者需要注意饮食的调整,加强营养的摄入。建议多吃富含蛋白质、维生素和矿物质的食物,如鱼、肉、蛋、奶、豆类、新鲜蔬菜和水果等。同时,要避免食用过于油腻、辛辣和刺激性的食物,以免影响消化和伤口的愈合。

此外,在踝关节镜术后康复过程中,患者还需要注意饮食的量和规律性。过量的食物摄入可能会导致体重增加,增加关节的负担;而饮食不足则可能导致营养不良和身体虚弱。因此,要根据医生的建议进行饮食调整,保持适当的体重和良好的身体状态。

总之,踝关节镜术后需要加强营养的摄入,以支持身体的恢复和促进康复。患者需要注意饮食的调整和规律性,多吃富含蛋白质、维生素和矿物质的食物,避免油腻、辛辣和刺激性食物的摄入。同时,要根据医生的建议进行饮食调整,保持适当的体重和良好的身体状态。

117 踝关节镜术后需要补充钙和维生素 D_3 吗?

踝关节镜术后,患者是否需要补充钙和维生素 D_3 需要根据个体情况来决定。一般来说,踝关节镜手术后并不需要特别补充钙和维生素 D_3,因为手术本身对于骨骼和关节的影响并不大。但是,如果患者在手术前或者手术后的康复过程中出现了明显的骨质疏松或者缺钙的症状,那么就需要进行补充钙和维生素 D_3。

但是,补充钙和维生素 D₃ 也需要适量和合理,避免过量导致的不良后果。

118 踝关节镜术后多久可以恢复打篮球、踢球等运动?

踝关节镜术后多久可以恢复打篮球、踢球等运动,取决于患者的具体恢复情况和医生的建议。

踝关节镜手术是一种微创手术,常用于治疗踝关节内的损伤或疾病,如韧带损伤、骨折等。术后,患者需要经历一段时间的康复期,以促进伤口愈合和功能恢复。

在踝关节镜术后,患者需要遵循医生的建议进行康复训练。在康复初期,患者可能需要使用拐杖或助行器来辅助行走,并避免负重。随着康复的进行,患者可以进行一些轻度的力量训练和有氧运动,以促进关节功能恢复。

篮球、足球等运动对于踝关节的灵活性和稳定性要求较高,因此需要等待更长的时间才能恢复。一般来说,术后需要等待数月才能逐渐尝试这些运动。

119 踝关节镜术后能洗澡吗?

踝关节镜术后的一段时间内不建议洗澡。虽然洗澡对于日常清洁和舒适非常重要，但在手术后，为了确保伤口的正常愈合，防止感染，患者需要在伤口愈合期间避免直接用水冲洗伤口。

一般来说，术后伤口需要一定的时间来愈合。在这个过程中，伤口需要保持干燥。如果过早地让伤口接触到水，尤其是在洗澡时，可能会增加感染的风险，影响伤口的正常愈合。

因此，在术后初期，患者可以通过擦拭身体其他部位来保持清洁，同时要确保伤口处保持干燥。如果伤口处出现红肿、疼痛、渗出等异常情况，应立即就医，避免症状加重。

当然，每位患者的伤口愈合速度可能会因为个体差异而有所不同。因此，关于具体的洗澡时间，最好遵循医生的建议。医生会根据患者的伤口恢复情况，给出是否可以洗澡的建议。

总之，在踝关节镜术后，为了保护伤口，确保其正常愈合，患者应在一段时间内避免洗澡，防止伤口感染。同时，患者要密切关注伤口的恢复情况，如有异常应及时就医。在伤口愈合后，患者可以逐渐恢复正常的生活习惯，包括洗澡等。

120 踝关节镜术后需要取出内植物吗？

踝关节镜术后是否需要取出内植物，取决于内植物的种类、患者的具体情况及医生的建议。

在踝关节镜手术中，有时为了稳定关节或促进愈合，医生可能会使用内植物，如螺钉、钢板等。这些内植物在术后一段时间内起到了关键的治疗作用。

并不是所有内植物都需要在术后取出。一些内植物是由生物相容性材料制成的，可以与人体和谐共存，不需要取出。对于这些内植物，它们会在一段时间后逐渐被身体吸收或与周围组织融合。

但在某些情况下，内植物可能需要取出。例如，一些金属内植物长时间留存在体内可能会产生异物感、不适或潜在的风险。此时，医生可能会建议在适当的时机进行二次手术，将内植物取出。

此外，患者的个体差异、年龄、活动水平等因素也可能影响是否需要取出内植物。年轻、活跃的患者可能更倾向于取出内植物，以减少潜在的风险。

因此，踝关节镜术后是否需要取出内植物并没有固定答案。患者应在术后定期随访，与医生充分沟通，了解自己内植物的情况，并根据医生的建议做出决策。

最重要的是，无论是否需要取出内植物，患者都应保持良好的术后康复和随访习惯，按照医生的建议进行康复训练和复查，以确保手术效果和自身安全。